／ハイフレックス型授業のための／

子どもの食と栄養 〈資料集〉

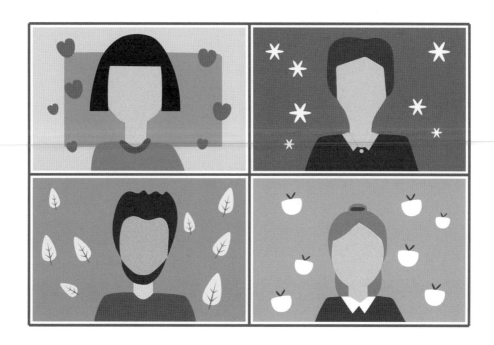

ななみ書房編集部　編

〈上田玲子　監修〉

ななみ書房

もくじ

授業目的公衆送信補償金制度について

　授業目的公衆送信補償金制度は，2018 年 5 月の法改正で創設された制度で，改正著作権法が 2020 年 4 月 28 日に施行されてスタートしました。

　教育の ICT 化が進む中で著作物の円滑な利活用を促し教育の質の向上を図ることを目的とした制度です。

　従来の著作権法では，学校等の教育機関における授業の過程で必要かつ適切な範囲で著作物等のコピー（複製）や遠隔合同授業における送信（公衆送信）を著作権者等の許諾を得ることなく，無償で行うことができました（いずれの場合も著作権者の利益を不当に害する利用は対象外です）。

　2018 年の法改正で，ICT を活用した教育での著作物利用の円滑化を図るため，これまで認められていた遠隔合同授業以外での公衆送信についても補償金を支払うことで無許諾で行うことが可能となりました。

　具体的には，学校等の教育機関の授業で，予習・復習用に教員が他人の著作物を用いて作成した教材を生徒の端末に送信したり，サーバにアップロードしたりすることなど，ICT の活用により授業の過程で利用するために必要な公衆送信について，個別に著作権者等の許諾を得ることなく行うことができるようになります。ただ，著作権者等の正当な利益の保護とのバランスを図る観点から，利用にあたっては制度を利用する教育機関の設置者が，全国で唯一文化庁長官が指定する SARTRAS に補償金を支払うことが必要となっています。

一般社団法人　授業目的公衆送信補償金等管理協会

1－101　人間のライフサイクル

ライフサイクルは，人の一生を発達段階の視点からとらえた考え方である。ライフサイクルをどのように表すかにはいろいろな考え方がある。

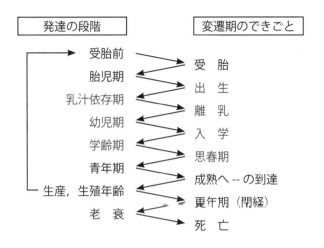

1－102　小児期の区分（例）

小児期は，「発達の段階」では乳汁依存期～学齢期まで，「変遷期のできごと」では出生～思春期までとすることが多いが，さらにこの期間を区分し栄養や食生活について考えていく。

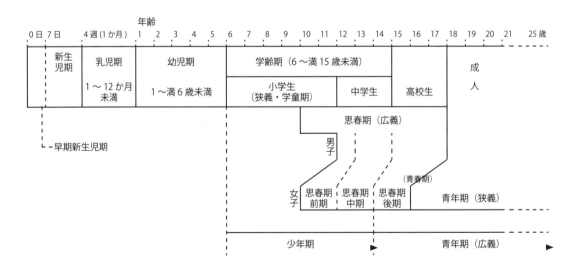

1 − 103 発育・発達の変化

子どもの最も大きな特徴は，発育・発達することである。発育・発達するということは変化していくことである。この変化は，未熟から成熟への過程である。

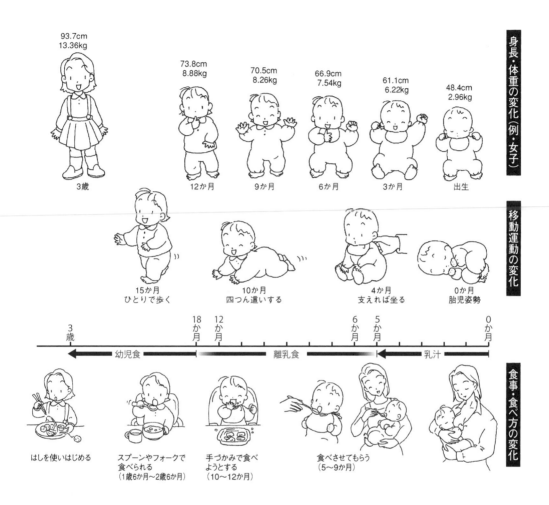

1 - 104　体重1kgあたりの食事摂取基準の比較

乳幼児期は特に発育が盛んな時期であるので，体が小さい割に多くの栄養素を必要とする。日常の活動量が他の年代と比較して大きいため，消費されるエネルギーを十分に補う必要が出てくる。

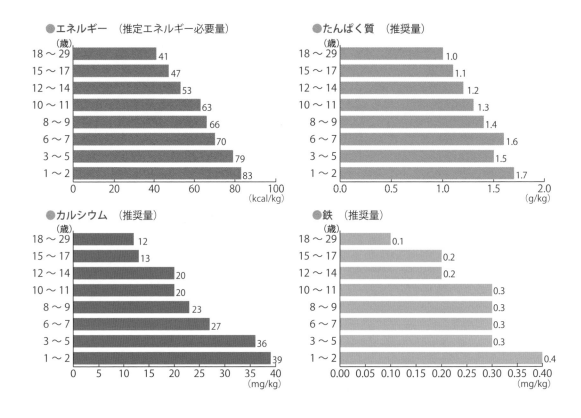

1 - 105 　与えるのに好ましい食物の時期

乳汁のみから次第に摂取可能な食品が増えてくるが，与えてよい食物には順序があり，食物の選択
は大人に委ねられているため，小児の栄養について基本的な知識と理解をもつことが求められる。

		エネルギー源	ビタミン・ミネラル源	たんぱく質源
生後5〜6か月頃		米／じゃがいも／さつまいも／バナナ／パン／うどん／そうめん	キャベツ／ブロッコリー／ほうれんそう／はくさい／たまねぎ／にんじん／かぶ／かぼちゃ／なす／トマト／パプリカ／みかん／りんご／いちご	豆腐／白身魚（まだい）／しらす干し／きな粉／豆乳／卵黄
生後7〜8か月頃	生後5〜6か月の食材に＋	オートミール／クリームコーン／コーンフレークス／はるさめ／くず切り／さといも／マカロニ／細めのスパゲティ	レタス／きゅうり／グリーンアスパラガス／さやいんげん／さやえんどう（絹さや）／ピーマン／オクラ／ねぎ／もみのり／わかめ	鶏ささ身／ツナ水煮缶／かつお／さけ／まぐろ／卵黄（7か月）〜全卵（8か月から）／うずら卵（8か月から）／納豆／高野豆腐／牛乳／カテージチーズ／プロセスチーズ／プレーンヨーグルト
生後9〜11か月頃	生後5〜6か月の食材に＋	クラッカー／スパゲッティ／ホットケーキ	きのこ類／ごぼう／たけのこ／れんこん／とろろこぶ	牛赤身肉／豚赤身肉／レバー／青皮魚（あじ・さんま・いわし）／たら／かき／ほたて貝柱／水煮大豆
生後12〜15か月頃	生後9〜11か月の食材に＋	中華めん	ミックスベジタブル	干し魚／コンビーフ／ウインナー／ハム／生揚げ／がんもどき

1－106　一日の食事のスケジュール（例）

乳児期は食事回数が多い。授乳または離乳食を含め生後1～2か月でおよそ1日7～8回，3～4か月以降で5～6回である。幼児期や学齢期になっても間食を含めると4～5回の食事回数となる。

月　齢	1-2か月ごろ	3-4か月ごろ	5-6か月ごろ（1回食）	7か月ごろ（2回食）	9か月ごろ（3回食）	12-18か月ごろ	幼児期	学齢期
時　間								
AM 0:00	（授乳）							
1:00								
2:00		（授乳）						
3:00	授乳							
4:00								
5:00								
6:00	授乳	授乳	授乳	授乳	授乳			
7:00						離乳食	朝食	朝食
8:00								
9:00	授乳							
10:00		授乳	離乳食＋授乳	離乳食＋授乳	離乳食＋授乳	（間食）果物またはミルクか牛乳（コップ）	（間食）	
11:00								
PM 0:00	授乳				果物または乳児用ビスケット1枚	離乳食	昼食	昼食
1:00								
2:00		授乳	授乳	授乳	離乳食＋授乳			
3:00	授乳					ミルクか牛乳（コップ）乳児用ビスケット	間食	間食
4:00								
5:00								
6:00	授乳	授乳	授乳	離乳食＋授乳	離乳食＋授乳	離乳食		
7:00							夕食	夕食
8:00								
9:00	授乳							
10:00		授乳	授乳	授乳	授乳			
11:00								
0:00								

1 - 107　乳児死亡率の年次推移

乳児死亡率は近年の著しい健康改善により低下したが，胎児期の低栄養や小児期の生活習慣病等の問題が指摘されている。乳児期からの食を基本とした適切な生活習慣の形成が大切である。

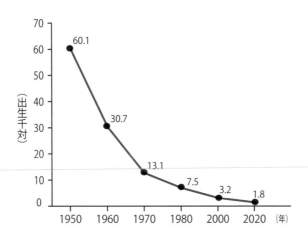

2－201　臓器別発育曲線

発育は，環境因子が影響を与えながら一定の秩序と順序で進行する。発育速度は時期によって差があり，また体全体に均一に起こるわけではなく，器官によって発育に特徴がある。

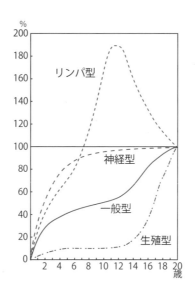

2－202　乳児身体発育曲線

身体発育曲線の帯中に，各月・年齢で子どもの94%の発育値が入るようになっている。ほぼこの発育曲線に沿って体重，身長，頭囲が増加していればまずは順調であるとの目安となる。

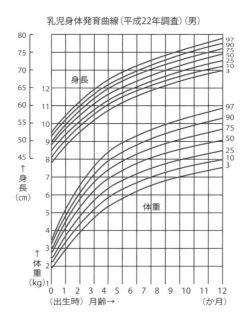

乳児身体発育曲線（平成22年調査）（男）

2 － 203　身体発育の目安

子どもが順調に発育しているかどうかの目安には，乳幼児では「乳児身体発達曲線」「幼児身体発達曲線」が，児童・生徒では「年齢別身長・体重・座高の平均値及び標準偏差」が利用される。

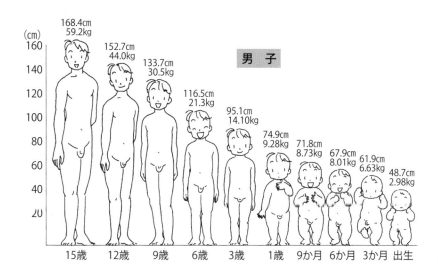

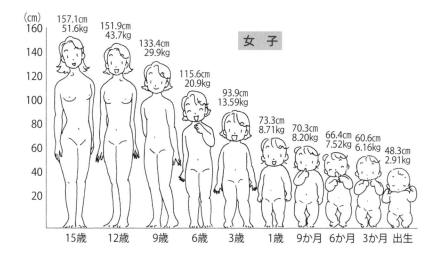

2 － 204　カウプ指数による発育状況の判定

「カウプ指数」は，主に乳幼児の発育状態，栄養状態などをみるとき，体重と身長のバランスの関係を数値で判定する方法である。年齢によって判定基準が異なる。

（カウプ指数）	13	14	15	16	17	18	19	20	21
乳　児（3か月以後）	やせすぎ		やせぎみ		普　通		太りぎみ		太りすぎ
満　1　歳									
1歳6か月									
満　2　歳									
満　3　歳									
満　4　歳									
満　5　歳									

2 － 205　ローレル指数による肥満の判定

肥満度の判定は，乳児はカウプ指数，学童期はローレル指数で表すことが多いが，年齢や身長に左右されるため，正確には身長からの標準体重を利用して肥満度をみる方法が良いといわれている。

身長区分	肥満と判定されるローレル指数
110 ～ 129 cm	180 以上
130 ～ 149 cm	170 以上
150 cm 以上	160 以上

2 − 206　BMI による肥満の判定

BMI は，学童期以降の栄養状態の判定に用いる。体脂肪との相関が高く，身長との相関が低いため，特に成人以降の肥満判定に信頼性が高い。

B M I	判　定
～ 18.5	やせ
18.5 ～ 25	正常
25　～ 30	肥満（1度）
30　～ 35	肥満（2度）
35　～ 40	肥満（3度）
40 以上	肥満（4度）

2－207　幼児の身長体重曲線

発育状況や栄養状態を「身体発育値」と比較して判定する方法のほか，幼児の場合には，母子健康手帳にも記載されている「身長体重曲線」を用いることも多い。

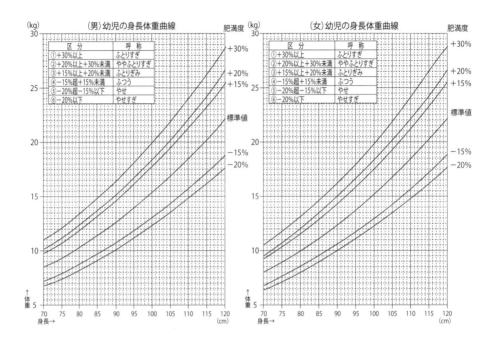

区　　分	呼　　称
+30%以上	ふとりすぎ
+20%以上 +30%未満	ややふとりすぎ
+15%以上 +20%未満	ふとりぎみ
-15%超　+15%未満	ふつう
-20%超　-15%以下	やせ
-20%以下	やせすぎ

2－208　そしゃく能力の発達

第一乳臼歯が生えてくる1歳4〜7か月頃から本格的な咀嚼運動がスタートする。2歳半頃から3歳にかけて第二乳臼歯が生えてくると，ある程度の固さや弾性のあるものも食べられるようになる。

月　齢	哺乳期 （0〜4か月）	離乳期 （5，6か月）	離乳期 （7，8か月）	離乳期 （9〜11か月）
そしゃくの様子	舌は前後にだけ動きます。乳汁をしっかり吸引します。	舌は前後にだけ動きます。6か月になると離乳食が口に入ると唇を閉じてゴックンと飲み込みます。	舌は前後に加えて上下にも動くようになります。やわらかなかたまりの離乳食は，舌で上あごに押しつけ，つぶして食べます。	舌は前後，上下に加えて左右にも動くようになります。舌でつぶせない離乳食は，舌で左右に寄せて歯ぐきでつぶして食べます。
くちびると舌の動きの特徴	半開き，舌突出 舌の前後運動	口唇閉じて飲む 舌の前後運動	左右同時に伸縮（しんしゅく） 舌の上下運動	片側に交互に伸縮 舌の左右運動

月　齢	離乳完了 （12〜18か月）	幼児食前期 （1歳4か月〜2歳）	幼児食後期 （3〜5歳）
そしゃくの様子	舌は自由自在に動かせるようになり，歯ぐきでじょうずにかめるようになります。歯ぐきもだいぶ固くなってきました。	第一乳臼歯が生え，本格的そしゃく運動がスタートします。	第二乳臼歯も生え，そしゃく力はさらにアップ。
歯の生える様子	満1歳ごろ	1歳4-7か月ごろ 第一乳臼歯（にゅうきゅうし）	満2歳半-3歳ごろ 第二乳臼歯

（二木武他編著『小児の発達栄養行動』医歯薬出版　1995　一部引用）

2－209　小児の摂食機能の発達段階

小児の摂食機能は，およそ次のような発達段階をたどる。哺乳反応→捕食機能獲得→押しつぶし機能獲得→すりつぶし機能獲得→手づかみ食べ機能獲得→食具食べ機能獲得→咀しゃくの完成。

標準的な月齢	摂食機能の発達段階と主な特徴
4か月～	原始反射による哺乳
～5か月	原始反射が徐々に消失
6か月頃	・捕食（口唇をしっかり閉じて食物を取り込む）能力の獲得 ・スプーンを目で追い上唇で取り込む（下げて）下唇をしっかり閉じて嚥下する ・口唇をしっかり閉じて（下唇がめくれこみ両方の口角にくぼみができる）
7か月頃	豆腐程度のものを下で押し付けてつぶし嚥下する
9か月頃	・舌でつぶせない固さのものは食物の固さに応じてつぶしかたを変えることができる ・咀しゃくしている方の口角にくぼみができる ・ぼんでいる方の口角にくぼむ ・舌で食物を片方の歯ぐきに移動させる
10か月頃	舌で口に中の食物を自由に動かせるようになる
11か月頃	手づかみ食べ（手の機能の発達）
12から18か月	・第一乳臼歯が生える（生歯の時期は個人差が大きい） ・第一乳臼歯が生えることが有形食を咀しゃくする基礎的条件である
1歳9か月～	第二乳臼歯が生える
3歳	咀しゃくの完成

   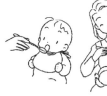 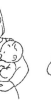 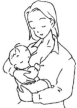

●定型発達の子どもの運動発達と食べる機能

月　齢	摂食技能の発達[1]	口腔機能の発達[2]	食べさせてもらう場合 摂食機能の発達と食形態[3]	自分で食べる場合[3]
4～6か月	・反射飲みから随意飲みへ ・口腔内機能とは別に手に持ったものを口に持ってくる動きがはじまる		・生後5～6か月からなめらかにすりつぶした状態 ・押しつぶし機能	・生後5～6か月以降 ・手づかみ食べ機能獲得（固形食）

1) Toomey KA：（https://sosapproachtofeeding.com/wp-content/uploads/2019/02/When-Children-Wont-Eat-1.pdf）
2) 井上美津子「子どもの咀嚼・食べ物　乳幼児期の口腔機能の発達—食育の立場から—」『小児保健研究』2016：75：pp.718-720
3) 田角勝『手づかみ離乳食』合同出版　2020

> 食べさせる　VS　自ら食べる（生後5～6か月ごろ）

●スプーンで**食べさせる**（押し出し反射あり）ときの視点（**養育者が与える場合**）

　　口腔機能の発達（押しつぶし機能）に注目して食形態を選択 ➡ なめらかにすりつぶした状態

●子ども自身が**自ら食べる**（押し出し反射なし）行動の発達の視点
　　　　　↓
　　必ずしも食形態の段階を踏まない ➡ 手で持ちやすいもの（積み木を口に持っていくか？）

　・**硬くてかめないほどの積み木型の食べ物**（円筒状の生にんじん，筋付きセロリ，生キャベツやブロッコリーの芯など）➡ 家庭で保護者の見ている状況で実施

2−210 乳歯の生える順序

乳歯は生後6～7か月頃から生え始める。生える順序はほぼ決まっているが，乳歯の生える時期や順序は個人差が大きい。3歳頃までには第二乳臼歯を含め20本すべての乳臼歯が生えそろう。

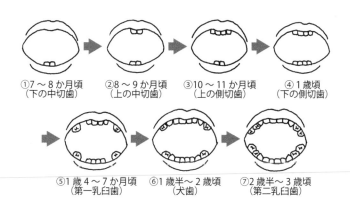

①7～8か月頃
（下の中切歯）

②8～9か月頃
（上の中切歯）

③10～11か月頃
（上の側切歯）

④1歳頃
（下の側切歯）

⑤1歳4～7か月頃
（第一乳臼歯）

⑥1歳半～2歳頃
（犬歯）

⑦2歳半～3歳頃
（第二乳臼歯）

2−211 永久歯の生える時期

学童期の前頃になると，6歳臼歯といわれる永久歯の第一大臼歯がまず生える。その後次第に乳歯が脱落し，永久歯に生えかわる。

永久歯

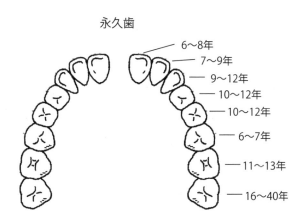

6～8年
7～9年
9～12年
10～12年
10～12年
6～7年
11～13年
16～40年

2 − 212　乳児と成人の胃

乳児の胃の形態はとっくり状に近く，成人のような湾曲が少ない。噴門や幽門が未発達なので，乳汁をもどしやすい。噴門の未発達によって乳汁をもどすことを溢乳という。

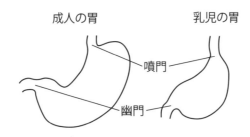

2 − 213　人体の消化器

胃ではたんぱく質の消化が行われる。小腸ではほとんどの栄養素が消化・吸収される。大腸では消化は行われず水分が吸収され便が形成される。肝臓では胆汁が作られ脂肪の消化を助ける。

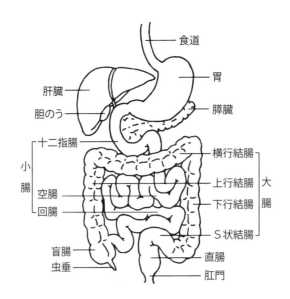

2 － 214　食べもののおいしさ

乳幼児にとって食べるということは，強くたくましく生きていくために大切な心の発達の原動力となっている。身体の発育にはもちろん心の発達にも欠かすことのできないものである。

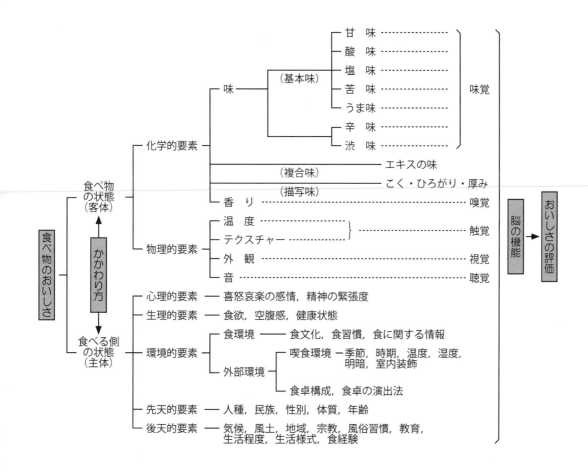

（川端晶子・畑明美『調理学』建帛社　2002　p.22）

3 – 301　栄養と栄養素

人間が体外から物質を取り入れてからエネルギーを産生し，不要な成分を体外に排泄する一連の活動・現象を一般に「栄養」（狭義）という。体内に取り入れて栄養となる物質を「栄養素」という。

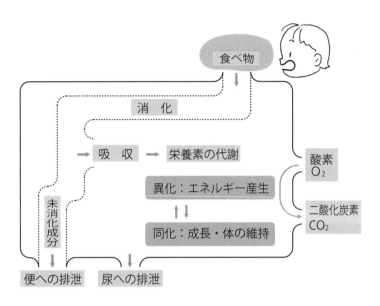

3 – 302　生理的食欲

食欲は，脳の視床下部にある摂食中枢と満腹中枢によってコントロールされている。他の動物と同じような基本的な食欲のことを生理的食欲という。

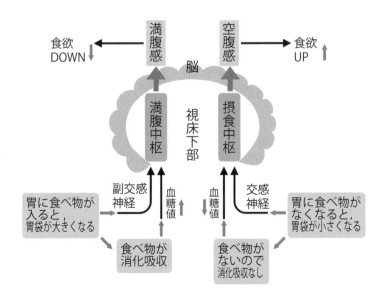

3 - 303　感覚的食欲

食べ物の情報が感覚器から大脳皮質に送られ，味，色，香りなどの情報と統合され，さらに学習（食体験の記憶や食に関する知識）と扁桃体において統合されることで，食欲につながっていく。

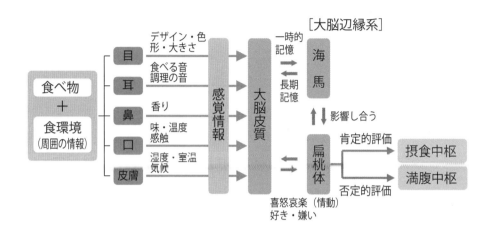

3 - 304　胃内のたんぱく質消化

食べ物が胃にたまり始めると胃液が分泌される。胃液の主成分は塩酸，ペプシーゲン，粘液である。ペプシーゲンは塩酸の働きでペプシン（消化酵素）になり，たんぱく質の分解を始める。

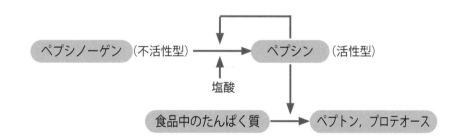

3－305　十二指腸内の脂質の変化

胆汁酸は肝臓でコレステロールからつくられ，十二指腸に送られる。胆汁酸によってつくられた脂肪のエマルジョンにリパーゼが作用して，脂肪を脂肪酸とモノグリセリドに消化する。

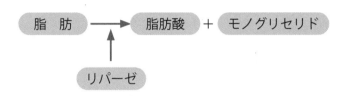

3－306　膜消化

消化と吸収が同時に行われることを「膜消化」という。管腔内消化においてより小さい分子になったものが微絨毛膜に達し，ここで消化を行いつつ，栄養素を吸収する消化の最終段階となる。

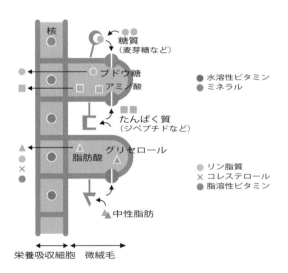

消化の最終段階で活躍する酵素には，いろいろなタイプがあって，各栄養素を最小サイズに分解する。

3－307　消化酵素の種類と栄養素の消化ルート

消化酵素は消化の段階によって分泌される酵素が違う。唾液などに含まれるアミラーゼ，胃液に含まれるペプシン，膵液に含まれるリパーゼ，小腸で分泌されるマルターゼなどがある。

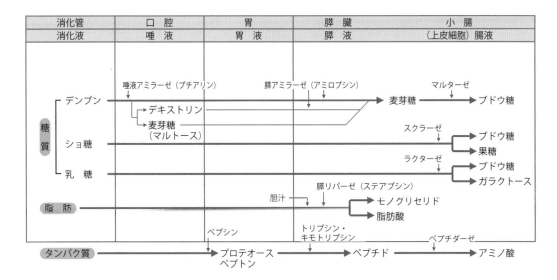

3－308　吸収された栄養素のゆくえ

単糖類，アミノ酸，ペプチド，水溶性ビタミン等は静脈血に溶けて，毛細血管から門脈を経て肝臓に送られる。脂肪や脂溶性ビタミン等はリンパ管から静脈に入り，心臓を経て，全身に運ばれる。

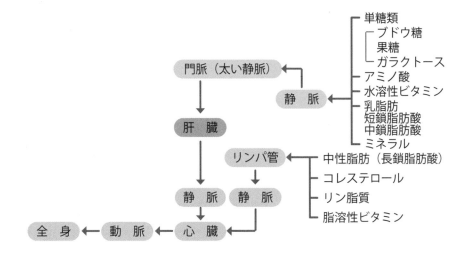

3 - 309　エネルギーサイクル

動物が利用するエネルギーの源は太陽の光エネルギーである。光エネルギーと無機物から緑色植物が有機物を作り出している。ヒトは有機物と酸素を体内にとり入れ，エネルギーを生み出す。

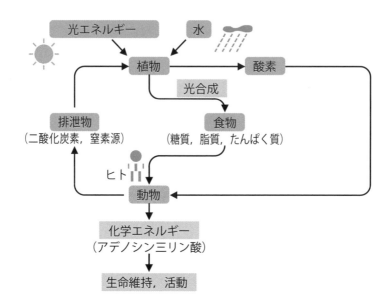

3 − 310　栄養素の消化・吸収・代謝

食べ物を体内に取り入れられるように細かく分解する過程を「消化」，消化された物質が体内に取り込まれる過程を「吸収」，そして生体内で生じるすべての化学反応のことを「代謝」という。

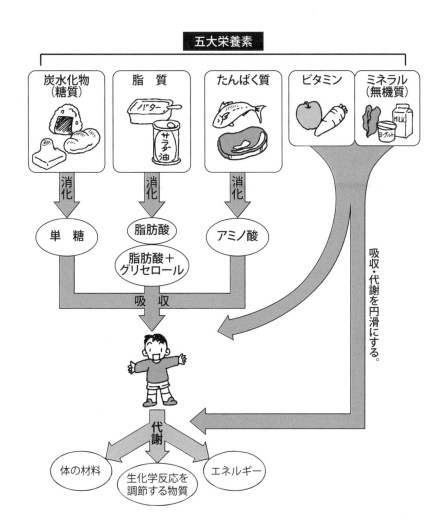

3－311　炭水化物

炭水化物は，エネルギーの元となる栄養素であり，体内で消化吸収されてエネルギー源となる糖質と，消化吸収されずにエネルギーにならない食物繊維に大別される。

分類 （重合度）	下位分類	構成物質	消化性	食事摂取基準で用いた分類	
糖類 （1〜2）	単糖類 二糖類 糖アルコール	グルコース ガラクトース フルクトース スクロース ラクトース マルトース ソルビトール マンニトール	易消化性 炭水化物	炭水化物	糖質
オリゴ糖 （3〜9）	マルトオリゴ など 他のオリゴなど	マルトデキストリン			
多糖類 （10以上）	デンプン 非デンプン性 多糖類	アミロース アミロペクチン他 セルロース ヘミセルロース ペクチン他	難消化性 炭水化物		食物繊維

3－312　糖質の種類

糖質とは，炭素（C）・水素（H）・酸素（O）で構成される有機化合物である。化学構造の特徴から，単糖類，少糖類，多糖類に分類される。

分類	種類		構造	所在	性質
単糖類	ブドウ糖 G		G	動植物に広く含まれ，自然界に最も多い糖質。穀物や果物や根菜類に多い。	甘味あり 水溶性
	果糖 F		F	果物や花のみつに多い。糖類の中で最も甘味が強い。	
	ガラクトース Ga		Ga $C_6H_{12}O_6$	ぶどう糖と結合して乳糖に含まれる。 G ＋ Ga	
少糖類	二糖類	ショ糖	$C_{12}H_{22}O_{11}$ G ＋ F	砂糖のこと。 さとうきびの茎やてんさいの根に含まれる。	甘味あり 水溶性
		麦芽糖	G ＋ G	でんぷんの分解物。 麦芽から作られる水あめに多く含まれる。	
		乳糖	G ＋ Ga	母乳や牛乳（乳汁）に含まれる。	
	オリゴ糖	ラフィノースなど	$C_{18}H_{32}O_{16}$ Ga ＋ G ＋ F	ビート（砂糖大根），キャベツ，アスパラガス，ブロッコリーなどの植物	甘味あり 難消化性
多糖類	でんぷん			穀類（米，麦など），いも類，豆類など。	甘味なし 不溶性
	グリコーゲン			動物性食品（肝臓や筋肉）に含まれる。	
	デキストリン		$(C_6H_{10}O_5)_n$ G ＋ G ＋ G… 多糖の結合体	でんぷんが加水分解されたときに生じる。	

3 − 313　食物繊維の種類と機能

食物繊維は，水に溶けにくいが便の量を増やし腸の働きを活発化させる機能をもつ不溶性と，水に溶け腸内の善玉菌を増やし血糖値上昇を抑える機能をもつ水溶性の 2 種類に大別される。

	種類	機能	主に含む食品
不溶性	セルロース，ヘミセルロース，リグニン，イヌリン	糞便の量を増やす，便通改善	大豆，小豆（あずき），小麦ふすま，きのこ類，ナッツ類，ごぼう，ほうれんそう，ブロッコリー，とうもろこし
水溶性	ペクチン，βグルカン，アルギン酸ナトリウム，アガロース，難消化性デキストリン	食後の血清コレステロールや血糖値上昇を抑える	納豆，オートミール，ライ麦パン，アボカド，ごぼう，にんじん，かぼちゃ，さつまいも，いちじく，いちご

3 − 314　脂質の分類と主な種類

脂質とは，水に溶けず，エーテルやクロロホルムのような有機溶媒に溶ける物質の総称である。化学構造の特徴により，単純脂質，複合脂質，誘導脂質の 3 つに分類される。

分　類	種　類	構　造	性質と存在
単純脂質	中性脂肪ろう（ワックス）	脂肪酸＋グリセリン脂肪酸＋高級アルコール	中性脂肪は一般に「脂肪」と呼ばれる。生体の脂肪組織中に存在。必要に応じてエネルギー源として利用される。熱伝導性が低いので体温保持に役立つ。臓器を保護するクッション役の働きもある。食品中の脂肪の大部分を占める。
複合脂質	リン脂質糖脂質	単純脂質の一部にリン酸，糖質，塩基などを含む	たんぱく質と結合して細胞膜を構成し，物質の透過を調製する。脳，神経組織に広く分布。エネルギー源にはならない
誘導脂質	ステロールなど	コレステロール，胆汁酸，性ホルモンなど	ステロール類があり，動物の体内に存在するステロール類の多くはコレステロールである。細胞膜の構成成分などとして体内に広く分布。

3－315　主な脂肪酸の分類

脂肪酸は，炭素の数，二重結合の位置と数によりいくつかの種類がある。炭素数は偶数で，二重結合を含まない脂肪酸ををを飽和脂肪酸，二重結合を含む脂肪酸を不飽和脂肪酸という。

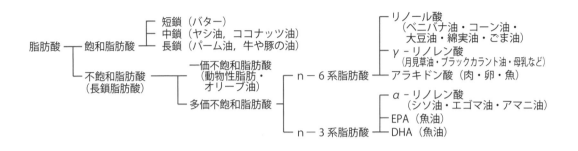

3－316　アミノ酸の分類

ヒトの体は 20 種類のアミノ酸で構成されているが，内 9 種類は体内で合成できないから，食品から摂取しなければならない。これらは必須アミノ酸と呼ばれ，残り 11 種類は非必須アミノ酸と呼ばれる。

必須アミノ酸	非必須アミノ酸
イソロイシン・ロイシン・リジン・メチオニン・フェニルアラニン・スレオニン・トリプトファン・バリン・**ヒスチジン**	**アルギニン**・アラニン・アスパラギン・アスパラギン酸・システイン・グルタミン・グルタミン酸・グリシン・プロリン・セリン・チロシン

- ●ヒスチジンは発育期に必要だが乳幼児の体内で合成できない。また成人は体内で合成されるが不足しているので必須アミノ酸に加えられた。
- ●アルギニンは乳幼児体内で十分合成できないので必須アミノ酸に入る。成人では，体内で十分合成できるので非必須アミノ酸となる。したがって必須アミノ酸は，成人で9種類，乳幼児で10種類である。

3－317　合成と分解をくり返す体成分

たんぱく質は体の骨格や筋肉，毛髪，爪，皮膚，内臓など体を構成する重要な成分で，合成と分解を繰り返しながら一定量を保持している。

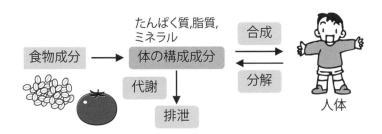

3－318　たんぱく質の代謝回転

分解された体たんぱく質のアミノ酸は，食事からのたんぱく質由来のアミノ酸とともに，アミノ酸プールに入り，新しいたんぱく質の合成に利用される。

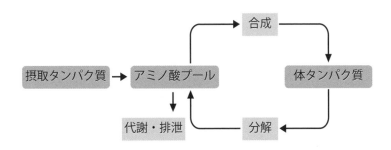

3 - 319　たんぱく質の消化と吸収

胃や十二指腸から分泌されるペプシンやトリプシンなどの消化酵素の働きによって大きなペプチドから小さなペプチドへ分解され，最終的にアミノ酸に分解されてから小腸で吸収される。

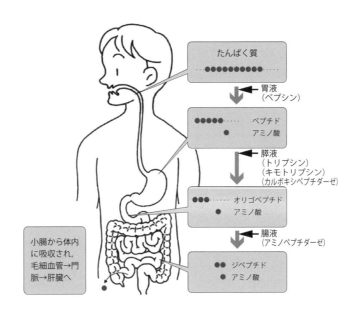

3 - 320　アミノ酸スコア

たんぱく質の栄養を評価する指標のうち現在よく使用されている「アミノ酸スコア」は，食品に含まれるたんぱく質の各必須アミノ酸量を基準値（アミノ酸評点パターン）と比較して評価する。

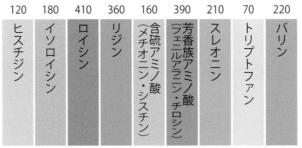

学齢期前 2〜5 歳　単位：mg／gN（チッ素 1g 当たり）

ヒトがタンパク質栄養を満たす理想的な必須アミノ酸の組成

3 - 321　ビタミンの種類と主な働き

ビタミンは生命活動に不可欠な有機物である。体内では作れないか，作れても必要な量を満たさないので食品から摂取する必要がある。水溶性ビタミンと脂溶性ビタミンに大別される。

ビタミンの種類		主な働き	欠乏（過剰）症状	含まれる食品
脂溶性ビタミン	ビタミンA	視覚，粘膜，上皮組織の正常化成長促進作用，免疫機能の維持に関与	夜盲症，角膜乾燥症，皮膚乾燥症，免疫機能低下 （過剰：頭痛，脱毛，筋肉痛，妊娠初期は胎児奇形）	緑黄色野菜，バター，うなぎ，卵黄，肝臓
	ビタミンE	細胞膜の過酸化防止作用	長期の不足により溶血性貧血，動脈硬化，女性では不妊 （過剰：筋力低下，疲労，吐き気，下痢）	植物油，豆類，緑黄色野菜，種実類
	ビタミンD	カルシウムの吸収を促進するカルシウムの骨への沈着を促進する	くる病，骨軟化症，骨粗しょう症 （過剰：全身倦怠，食欲不振，嘔吐，腎疾患）	きのこ類，肝油，バター，魚介類，卵黄
	ビタミンK	血液凝固作用	新生児頭蓋内出血症，新生児メレナ（消化管出血） （過剰：皮膚の病変，吐き気，呼吸困難，溶血性貧血）	納豆，緑黄色野菜
水溶性ビタミン	ビタミンB$_1$	エネルギー代謝に必要（糖質→エネルギー），疲労予防効果	脚気症状，疲労感，食欲不振	豚肉，豆類，胚芽，肝臓，卵黄，魚卵，酵母，緑黄色野菜
	ビタミンB$_2$	エネルギー，脂質代謝に必要	発育障害，口角炎，口唇炎，皮膚炎	赤身肉，肝臓，卵，魚介類，牛乳，緑黄色野菜
	ナイアシン	糖質・脂質・たんぱく質代謝の補酵素として作用し，エネルギー代謝に関与する	ペラグラ症状 （過剰：下痢，便秘，肝臓障害）	肉類，魚類，肝臓，酵母
	ビタミンB$_6$	たんぱく質・脂質代謝に必要	健常者では欠乏しにくい （過剰：感覚神経障害）	肉類，魚類，肝臓，酵母
	ビタミンB$_{12}$	赤血球の生成に必要	悪性貧血，神経障害	貝類，肝臓，チーズ，卵黄
	葉　酸	ヘモグロビンの合成に関与するアミノ酸代謝の補酵素として作用する	巨赤芽球性貧血，口内炎，受胎前後の不足により胎児の神経管閉鎖障害 （過剰：発疹，じんましん）	緑黄色野菜，卵黄，肝臓
	パントテン酸	糖質・脂質・たんぱく質代謝に関与する	健常者では欠乏しにくい	酵母，肝臓，卵黄，肉類，魚類，牛乳
	ビオチン	脂肪酸の合成に関与する糖質・アミノ酸代謝に関与する	健常者では欠乏しにくい	肝臓，肉類，魚介類，牛乳，豆類
	ビタミンC	体内の酸化・還元反応に関与するコラーゲンの生成と維持に関与する	壊血病，貧血，倦怠感	野菜類，果実類，いも類

3-322　ミネラルの種類と主な働き

ミネラルは，人体を構成する成分の約 5% に過ぎない無機物であるが，体の構成成分であると同時に体の働きを助ける機能性物質である。体内では合成できないので，外部から摂取する必要がある。

	種　類	主な働き	欠乏（過剰）症状	含まれる食品
多量ミネラル	カルシウム	骨や歯の構成成分 神経や筋肉の興奮の調節 血液凝固の促進	骨粗鬆症，高血圧，動脈硬化 （過剰：高カルシウム血症，尿路結石）	乳，乳製品，大豆製品，小魚，海藻
	リ　　ン	骨や歯の構成成分	（過剰：カルシウム吸収の抑制）	肉類，インスタント食品，加工食品
	カリウム	酸・アルカリの平衡維持 体液の浸透圧保持，心筋の活動	血圧上昇	野菜類，果実類，いも類
	マグネシウム	骨の構成成分，糖代謝に関与	骨や歯の形成障がい，心疾患，循環器障害（過剰：下痢）	魚介類，獣鳥鯨肉類，ほうれん草，バナナ，香辛料
	ナトリウム	酸・アルカリの平衡維持 浸透圧の保持，心筋の活動 神経・筋肉の活動	食欲低下 （過剰：高血圧，胃がん）	食塩，みそ，しょうゆ
微量ミネラル	鉄	赤血球中のヘモグロビンの成分 筋肉中のミオグロビンの成分	鉄欠乏性貧血，発育・発達の遅延，つかれやすい （過剰：嘔吐，下痢，鉄沈着症）	魚介類，肉類，豆，豆製品，海藻類
	亜　　鉛	タンパク質合成に関与	成長障がい，味覚障がい，皮膚炎，免疫力低下 （過剰：貧血，めまい，吐き気）	魚介類，獣鳥鯨肉類，穀類
	銅	ヘモグロビンを作るときに触媒的働き	貧血，骨が弱くなる，毛髪の脱色，コレステロールや糖の代謝異常	魚介類，肉類，大豆
	マンガン	酵素作用	（過剰：肺炎中枢神経系の障害）	肉類，豆類，玄米，胚芽米
	ヨ　ウ　素	甲状腺ホルモンの構成成分	甲状腺肥大，成長不良（過剰：甲状腺腫）	海藻類，海産類
	セ　レ　ン	酵素作用，ビタミンEの作用補助	心筋症，下肢の筋肉痛，皮膚の乾燥（過剰；脱毛，つめの脱落，胃腸障害，神経症状	魚介類
	ク　ロ　ム	糖質代謝	耐糖能低下，インスリン機能低下	ひじき，和牛肉，マイワシ

3 - 323　食品成分（栄養素）

栄養素のはたらきは，①体の主要な構成成分となる，②エネルギー源となる，③体の機能の調節を
行い調子を整える，ことである。

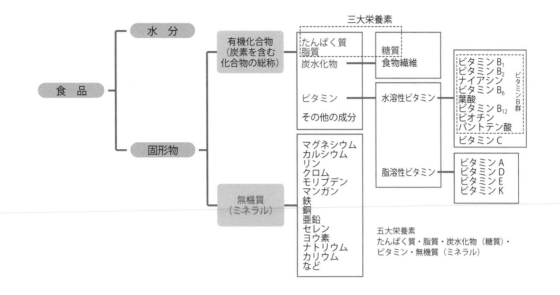

3 - 324　五大栄養素のはたらき

栄養素は，炭水化物，たんぱく質，脂質，ビタミン，ミネラルに大別され，これを五大栄養素とい
う。このうち炭水化物，脂質，たんぱく質を三大栄養素という。

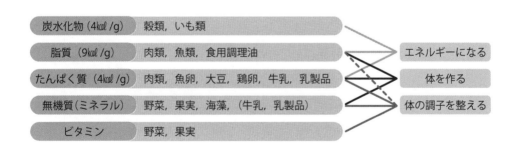

3 ー 325　日本人の食事摂取基準（2020 年版）策定の方向性

日本人の食事摂取基準とは，健康な個人並びに集団を「対象」として，国民の健康の保持・増進，生活習慣病予防のために参照するエネルギーおよび栄養素の摂取量の「基準」を示すものである。

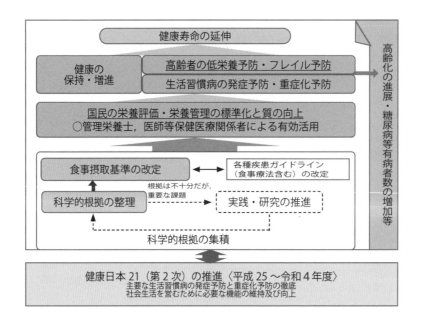

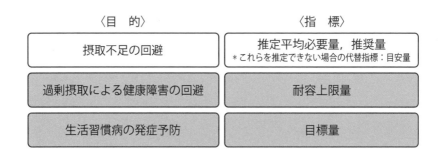

3 ー 326　栄養素の指標の目的と種類

食事摂取基準で示されるエネルギー及び栄養素の基準は，エネルギーの指標は BMI，栄養素の指標は「推定平均必要量」「推奨量」「目安量」「目標量」「耐容上限量」の 6 つである。

〈目的〉	〈指標〉
摂取不足の回避	推定平均必要量，推奨量 *これらを推定できない場合の代替指標：目安量
過剰摂取による健康障害の回避	耐容上限量
生活習慣病の発症予防	目標量

3 - 327　健康増進法に基づき定める食事摂取基準

食事摂取基準は健康増進法第 30 条の 2 に基づき，国民健康・栄養調査その他の健康の保持増進に関する調査や研究の成果を分析した結果をふまえ，食事による栄養摂取量の基準として定めている。

1　国民がその健康の保持増進を図る上で摂取することが望ましい熱量に関する事項
2　国民がその健康の保持増進を図る上で摂取することが望ましい次に掲げる栄養素の量に関する事項
　イ　国民の栄養摂取の状況からみてその欠乏が国民の健康の保持増進に影響を与えているものとして厚生労働省令で定める栄養素
　　・たんぱく質　　　・n-6系脂肪酸，n-3系脂肪酸　　　・炭水化物，食物繊維
　　・ビタミンA，ビタミンD，ビタミンE，ビタミンK，ビタミンB1，ビタミンB2，ナイアシン，ビタミンB6，ビタミンB12，葉酸，パントテン酸，ビオチン，ビタミンC
　　・カリウム，カルシウム，マグネシウム，リン，鉄，亜鉛，銅，マンガン，ヨウ素，セレン，クロム，モリブデン
　ロ　国民の栄養摂取の状況からみてその過剰な摂取が国民の健康の保持増進に影響を与えているものとして厚生労働省令で定める栄養素
　　・脂質，飽和脂肪酸，コレステロール
　　・糖類（単糖類又は二糖類であって，糖アルコールでないものに限る。）
　　・ナトリウム

---

3 - 328　ナトリウム目標量の引き下げ

ナトリウム（mg / 日, （ ）は食塩相当量 [g/ 日]）※						
性　別	男　性			女　性		
年齢等	推定平均必要量	目安量	目標量	推定平均必要量	目安量	目標量
0～5（月）	-	100(0.3)	-	-	100(0.3)	-
6～11（月）	-	600(1.5)	-	-	600(1.5)	-
1～2（歳）	-	-	(3.0 未満)	-	-	(3.0 未満)
3～5（歳）	-	-	(3.5 未満)	-	-	(3.5 未満)

※ナトリウムから食塩相当量への換算として下記の計算式を用いる。
　食塩相当量 (g) ＝ナトリウム (mg) × 2.54 ÷ 1000

3 - 329　飽和脂肪酸目標量の追加

カリウム（mg / 日）				食物繊維（g/ 日）			飽和脂肪酸（% エネルギー）		
性　別	男　性		女　性		性　別	男　性	女　性	性　別	男　性	女　性
年齢等	目安量	目標量	目安量	目標量	年齢等	目標量	目標量	年齢等	目標量	目標量
0〜5（月）	400	-	400	-	0〜5（月）	-	-	0〜5（月）	-	-
6〜11（月）	700	-	700	-	6〜11（月）	-	-	6〜11（月）	-	-
1〜2（歳）	900	-	900	-	1〜2（歳）	-	-	1〜2（歳）	-	-
3〜5（歳）	1,000	1,400 以上	1,000	1,400 以上	3〜5（歳）	8 以上	8 以上	3〜5（歳）	10 以下	10 以下

3 - 330　乳児の食事摂取基準

エネルギー・栄養素			月　齢	0〜5（月）		6〜8（月）		9〜11（月）	
			策定項目	男児	女児	男児	女児	男児	女児
エネルギー		（kcal/ 日）	推定エネルギー必要量	550	500	650	600	700	650
たんぱく質		（g/ 日）	目安量	10	10	15	15	25	25
脂質	脂質	（% エネルギー）	目安量	50	50	40	40	40	40
	飽和脂肪酸	（% エネルギー）		—	—	—	—	—	—
	n－6 系脂肪酸	（g/ 日）	目安量	4	4	4	4	4	4
	n－3 系脂肪酸	（g/ 日）	目安量	0.9	0.9	0.8	0.8	0.8	0.8
炭水化物	炭水化物	（% エネルギー）		—	—	—	—	—	—
	食物繊維	（g/ 日）		—	—	—	—	—	—
ビタミン	脂溶性 ビタミンA	（μg RAE/ 日）[1]	目安量	300	300	400	400	400	400
			耐容上限量	600	600	600	600	600	600
	ビタミンD	（μg / 日）	目安量	5.0	5.0	5.0	5.0	5.0	5.0
			耐容上限量	25	25	25	25	25	25
	ビタミンE	（mg / 日）	目安量	3.0	3.0	4.0	4.0	4.0	4.0
	ビタミンK	（μg / 日）	目安量	4	4	7	7	7	7
	水溶性 ビタミンB₁	（mg / 日）	目安量	0.1	0.1	0.2	0.2	0.2	0.2
	ビタミンB₂	（mg / 日）	目安量	0.3	0.3	0.4	0.4	0.4	0.4
	ナイアシン	（mg NE/ 日）[2]	目安量	2	2	3	3	3	3
	ビタミンB₆	（mg / 日）	目安量	0.2	0.2	0.3	0.3	0.3	0.3
	ビタミンB₁₂	（μg / 日）	目安量	0.4	0.4	0.5	0.5	0.5	0.5
	葉酸	（μg / 日）	目安量	40	40	60	60	60	60
	パントテン酸	（mg / 日）	目安量	4	4	5	5	5	5
	ビオチン	（μg / 日）	目安量	4	4	5	5	5	5
	ビタミンC	（mg / 日）	目安量	40	40	40	40	40	40
ミネラル	多量 ナトリウム	（mg / 日）	目安量	100	100	600	600	600	600
	（食塩相当量）	（g/ 日）	目安量	0.3	0.3	1.5	1.5	1.5	1.5
	カリウム	（mg / 日）	目安量	400	400	700	700	700	700
	カルシウム	（mg / 日）	目安量	200	200	250	250	250	250
	マグネシウム	（mg / 日）	目安量	20	20	60	60	60	60
	リン	（mg / 日）	目安量	120	120	260	260	260	260
	微量 鉄	（mg / 日）[3]	目安量	0.5	0.5	—	—	—	—
			推定平均必要量	—	—	3.5	3.5	3.5	3.5
			推奨量	—	—	5.0	4.5	5.0	4.5
	亜鉛	（mg / 日）	目安量	2	2	3	3	3	3
	銅	（mg / 日）	目安量	0.3	0.3	0.3	0.3	0.3	0.3
	マンガン	（mg / 日）	目安量	0.01	0.01	0.5	0.5	0.5	0.5
	ヨウ素	（μg / 日）	目安量	100	100	130	130	130	130
			耐容上限量	250	250	250	250	250	250
	セレン	（μg / 日）	目安量	15	15	15	15	15	15
	クロム	（μg / 日）	目安量	0.8	0.8	1.0	1.0	1.0	1.0
	モリブデン	（μg / 日）	目安量	2	2	3	3	3	3

1　プロビタミンA カロテノイドを含まない。
2　0〜5 か月児の目安量の単位は mg / 日。
3　6〜11 か月は一つの月齢区分として男女別に算定した。

3－331　小児（1～2歳）の食事摂取基準

栄養素			男 児					女 児				
			推定平均必要量	推奨量	目安量	耐容上限量	目標量	推定平均必要量	推奨量	目安量	耐容上限量	目標量
たんぱく質		(g/日)	15	20	―	―	―	15	20	―	―	―
		(% エネルギー)	―	―	―	―	13～20[1]	―	―	―	―	13～20[1]
脂質	脂質	(% エネルギー)	―	―	―	―	20～30[1]	―	―	―	―	20～30[1]
	飽和脂肪酸	(% エネルギー)	―	―	―	―	―	―	―	―	―	―
	n－6系脂肪酸	(g/日)	―	―	4	―	―	―	―	4	―	―
	n－3系脂肪酸	(g/日)	―	―	0.7	―	―	―	―	0.8	―	―
炭水化物	炭水化物	(% エネルギー)	―	―	―	―	50～65[1]	―	―	―	―	50～65[1]
	食物繊維	(g/日)	―	―	―	―	―	―	―	―	―	―
ビタミン	脂溶性	ビタミンA (μg RAE/日)[2]	300	400	―	600	―	250	350	―	600	―
		ビタミンD (μg/日)	―	―	3.0	20	―	―	―	3.5	20	―
		ビタミンE (mg/日)[3]	―	―	3.0	150	―	―	―	3.0	150	―
		ビタミンK (μg/日)	―	―	50	―	―	―	―	60	―	―
	水溶性	ビタミンB₁ (mg/日)	0.4	0.5	―	―	―	0.4	0.5	―	―	―
		ビタミンB₂ (mg/日)	0.5	0.6	―	―	―	0.5	0.5	―	―	―
		ナイアシン (mg NE/日)[4]	5	6	―	60(15)	―	4	5	―	60(15)	―
		ビタミンB₆ (mg/日)	0.4	0.5	―	10	―	0.4	0.5	―	10	―
		ビタミンB₁₂ (μg/日)	0.8	0.9	―	―	―	0.8	0.9	―	―	―
		葉酸 (μg/日)	80	90	―	200	―	90	90	―	200	―
		パントテン酸 (mg/日)	―	―	3	―	―	―	―	4	―	―
		ビオチン (μg/日)	―	―	20	―	―	―	―	20	―	―
		ビタミンC (mg/日)	35	40	―	―	―	35	40	―	―	―
ミネラル	多量	ナトリウム (mg/日)	―	―	―	―	―	―	―	―	―	―
		（食塩相当量） (g/日)	―	―	―	―	3.0 未満	―	―	―	―	3.0 未満
		カリウム (mg/日)	―	―	900	―	―	―	―	900	―	―
		カルシウム (mg/日)	350	450	―	―	―	350	400	―	―	―
		マグネシウム (mg/日)[5]	60	70	―	―	―	60	70	―	―	―
		リン (mg/日)	―	―	500	―	―	―	―	500	―	―
	微量	鉄 (mg/日)	3.0	4.5	―	25	―	3.0	4.5	―	20	―
		亜鉛 (mg/日)	3	3	―	―	―	2	3	―	―	―
		銅 (mg/日)	0.3	0.3	―	―	―	0.2	0.3	―	―	―
		マンガン (mg/日)	―	―	1.5	―	―	―	―	1.5	―	―
		ヨウ素 (μg/日)	35	50	―	300	―	35	50	―	300	―
		セレン (μg/日)	10	10	―	100	―	10	10	―	100	―
		クロム (μg/日)	―	―	―	―	―	―	―	―	―	―
		モリブデン (μg/日)	10	10	―	―	―	10	10	―	―	―

1 範囲に関しては，おおむねの値を示したものであり，弾力的に運用すること。
2 推定平均必要量，推奨量はプロビタミンAカロテノイドを含む。耐容上限量は，プロビタミンAカロテノイドを含まない。
3 α－トコフェロールについて算定した。α－トコフェロール以外のビタミンEは含んでいない。
4 耐容上限量は，ニコチンアミドの重量（mg/日），（ ）内はニコチン酸の重量（mg/日）。
5 通常の食品以外からの摂取量の耐容上限量は，小児では5mg/kg体重/日とした。通常の食品からの摂取の場合，耐容上限量は設定しない。

3－332　小児（1～2歳）の推定エネルギー必要量

身体活動レベルは，低い，ふつう，高いの三つのレベルとして，それぞれⅠ，Ⅱ，Ⅲで示した。

	男 児			女 児		
身体活動レベル	Ⅰ	Ⅱ	Ⅲ	Ⅰ	Ⅱ	Ⅲ
エネルギー （kcal/日）	―	950	―	―	900	―

3 - 333　小児（3 ～ 5 歳）の食事摂取基準

栄養素			男児					女児				
			推定平均必要量	推奨量	目安量	耐容上限量	目標量	推定平均必要量	推奨量	目安量	耐容上限量	目標量
たんぱく質		(g/日)	20	25	—	—	—	20	25	—	—	—
		(% エネルギー)	—	—	—	—	13 ～ 20[1]	—	—	—	—	13 ～ 20[1]
脂質	脂質	(% エネルギー)	—	—	—	—	20 ～ 30[1]	—	—	—	—	20 ～ 30[1]
	飽和脂肪酸	(% エネルギー)	—	—	—	—	10 以下[1]	—	—	—	—	10 以下[1]
	n－6 系脂肪酸	(g/日)	—	—	6	—	—	—	—	6	—	—
	n－3 系脂肪酸	(g/日)	—	—	1.1	—	—	—	—	1.0	—	—
炭水化物	炭水化物	(% エネルギー)	—	—	—	—	50 ～ 65[1]	—	—	—	—	50 ～ 65[1]
	食物繊維	(g/日)					8 以上					8 以上
ビタミン	脂溶性	ビタミン A	(μg RAE/日)[2]	350	450	—	700	—	350	500	—	850	—
		ビタミン D	(μg/日)	—	—	3.5	30	—	—	—	4.0	30	—
		ビタミン E	(mg/日)[3]	—	—	4.0	200	—	—	—	4.0	200	—
		ビタミン K	(μg/日)	—	—	60	—	—	—	—	70	—	—
	水溶性	ビタミン B₁	(mg/日)	0.6	0.7	—	—	—	0.6	0.7	—	—	—
		ビタミン B₂	(mg/日)	0.7	0.8	—	—	—	0.6	0.8	—	—	—
		ナイアシン	(mg NE/日)[4]	6	8	—	80(20)	—	6	7	—	80(20)	—
		ビタミン B₆	(mg/日)	0.5	0.6	—	15	—	0.5	0.6	—	15	—
		ビタミン B₁₂	(μg/日)	0.9	1.1	—	—	—	0.9	1.1	—	—	—
		葉酸	(μg/日)	90	110	—	300	—	90	110	—	300	—
		パントテン酸	(mg/日)	—	—	4	—	—	—	—	4	—	—
		ビオチン	(μg/日)	—	—	20	—	—	—	—	20	—	—
		ビタミン C	(mg/日)	40	50	—	—	—	40	50	—	—	—
ミネラル	多量	ナトリウム	(mg/日)	—	—	—	—	—	—	—	—	—	—
		（食塩相当量）	(g/日)	—	—	—	—	3.5 未満	—	—	—	—	3.5 未満
		カリウム	(mg/日)	—	—	1,000	—	1,400 以上	—	—	1,000	—	1,400 以上
		カルシウム	(mg/日)	500	600	—	—	—	450	550	—	—	—
		マグネシウム	(mg/日)[5]	80	100	—	—	—	80	100	—	—	—
		リン	(mg/日)	—	—	700	—	—	—	—	700	—	—
	微量	鉄	(mg/日)	4.0	5.5	—	25	—	4.0	5.5	—	25	—
		亜鉛	(mg/日)	3	4	—	—	—	3	3	—	—	—
		銅	(mg/日)	0.3	0.4	—	—	—	0.3	0.3	—	—	—
		マンガン	(mg/日)	—	—	1.5	—	—	—	—	1.5	—	—
		ヨウ素	(μg/日)	45	60	—	400	—	45	60	—	400	—
		セレン	(μg/日)	10	15	—	100	—	10	10	—	100	—
		クロム	(μg/日)	—	—	—	—	—	—	—	—	—	—
		モリブデン	(μg/日)	10	10	—	—	—	10	10	—	—	—

1 範囲に関しては，おおむねの値を示したものであり，弾力的に運用すること。
2 推定平均必要量，推奨量はプロビタミン A カロテノイドを含む。耐容上限量は，プロビタミン A カロテノイドを含まない。
3 α－トコフェロールについて算定した。α－トコフェロール以外のビタミン E は含んでいない。
4 耐容上限量は，ニコチンアミドの重量（mg/日），（ ）内はニコチン酸の重量（mg/日）。
5 通常の食品以外からの摂取量の耐容上限量は，小児では 5 mg/kg体重/日とした。通常の食品からの摂取の場合，耐容上限量は設定しない。

3 - 334　小児（3 ～ 5 歳）の推定エネルギー必要量

	男児			女児		
身体活動レベル	I	II	III	I	II	III
エネルギー （kcal/日）	—	1,300	—	—	1,250	—

3－335　小児（6～7歳）の食事摂取基準

栄養素		男 児					女 児				
		推定平均必要量	推奨量	目安量	耐容上限量	目標量	推定平均必要量	推奨量	目安量	耐容上限量	目標量
たんぱく質	(g/ 日)	25	30	—	—	—	25	30	—	—	—
	(% エネルギー)	—	—	—	—	13～20[1]	—	—	—	—	13～20[1]
脂質	脂質 (% エネルギー)	—	—	—	—	20～30[1]	—	—	—	—	20～30[1]
	飽和脂肪酸 (% エネルギー)	—	—	—	—	10以下[1]	—	—	—	—	10以下[1]
	n－6系脂肪酸 (g/ 日)	—	—	8	—	—	—	—	7	—	—
	n－3系脂肪酸 (g/ 日)	—	—	1.5	—	—	—	—	1.3	—	—
炭水化物	炭水化物 (% エネルギー)	—	—	—	—	50～65[1]	—	—	—	—	50～65[1]
	食物繊維 (g/ 日)	—	—	—	—	10以上	—	—	—	—	10以上
ビタミン 脂溶性	ビタミンA (μg RAE/ 日)[2]	300	400	—	950	—	300	400	—	1,200	—
	ビタミンD (μg/ 日)	—	—	4.5	30	—	—	—	5.0	30	—
	ビタミンE (mg/ 日)[3]	—	—	5.0	300	—	—	—	5.0	300	—
	ビタミンK (μg/ 日)	—	—	80	—	—	—	—	90	—	—
ビタミン 水溶性	ビタミンB₁ (mg/ 日)	0.7	0.8	—	—	—	0.7	0.8	—	—	—
	ビタミンB₂ (mg/ 日)	0.8	0.9	—	—	—	0.7	0.9	—	—	—
	ナイアシン (mg NE/ 日)[4]	7	9	—	100(30)	—	7	8	—	100(30)	—
	ビタミンB₆ (mg/ 日)	0.7	0.8	—	20	—	0.6	0.7	—	20	—
	ビタミンB₁₂ (μg/ 日)	1.1	1.3	—	—	—	1.1	1.3	—	—	—
	葉酸 (μg/ 日)	110	140	—	400	—	110	140	—	400	—
	パントテン酸 (mg/ 日)	—	—	5	—	—	—	—	5	—	—
	ビオチン (μg/ 日)	—	—	30	—	—	—	—	30	—	—
	ビタミンC (mg/ 日)	50	60	—	—	—	50	60	—	—	—
ミネラル 多量	ナトリウム (mg/ 日)	—	—	—	—	—	—	—	—	—	—
	(食塩相当量) (g/ 日)	—	—	—	—	4.5 未満	—	—	—	—	4.5 未満
	カリウム (mg/ 日)	—	—	1,300	—	1,800 以上	—	—	1,200	—	1,800 以上
	カルシウム (mg/ 日)	500	600	—	—	—	450	550	—	—	—
	マグネシウム (mg/ 日)[5]	110	130	—	—	—	110	130	—	—	—
	リン (mg/ 日)	—	—	900	—	—	—	—	800	—	—
ミネラル 微量	鉄 (mg/ 日)	5.0	5.5	—	30	—	4.5	5.5	—	30	—
	亜鉛 (mg/ 日)	4	5	—	—	—	3	4	—	—	—
	銅 (mg/ 日)	0.4	0.4	—	—	—	0.4	0.4	—	—	—
	マンガン (mg/ 日)	—	—	2.0	—	—	—	—	2.0	—	—
	ヨウ素 (μg/ 日)	55	75	—	550	—	55	75	—	550	—
	セレン (μg/ 日)	15	15	—	150	—	15	15	—	150	—
	クロム (μg/ 日)	—	—	—	—	—	—	—	—	—	—
	モリブデン (μg/ 日)	10	15	—	—	—	10	15	—	—	—

1 範囲に関しては，おおむねの値を示したものであり，弾力的に運用すること。
2 推定平均必要量，推奨量はプロビタミンAカロテノイドを含む。耐容上限量は，プロビタミンAカロテノイドを含まない。
3 α－トコフェロールについて算定した。α－トコフェロール以外のビタミンEは含んでいない。
4 耐容上限量は，ニコチンアミドの重量（mg/ 日），（ ）内はニコチン酸の重量（mg/ 日）。
5 通常の食品以外からの摂取量の耐容上限量は，小児では5 mg/kg体重/ 日とした。通常の食品からの摂取の場合，耐容上限量は設定しない。

3－336　小児（6～7歳）の推定エネルギー必要量

	男 児			女 児		
身体活動レベル	I	II	III	I	II	III
エネルギー（kcal/ 日）	1,350	1,550	1,750	1,250	1,450	1,650

3－337 小児（8～9歳）の食事摂取基準

栄養素		男 児					女 児				
		推定平均必要量	推奨量	目安量	耐容上限量	目標量	推定平均必要量	推奨量	目安量	耐容上限量	目標量
たんぱく質	（g/日）	30	40	—	—	—	30	40	—	—	—
	（％エネルギー）	—	—	—	—	13～20[1]	—	—	—	—	13～20[1]
脂質	脂質 （％エネルギー）	—	—	—	—	20～30[1]	—	—	—	—	20～30[1]
	飽和脂肪酸 （％エネルギー）	—	—	—	—	10以下[1]	—	—	—	—	10以下[1]
	n－6系脂肪酸 （g/日）	—	—	8	—	—	—	—	7	—	—
	n－3系脂肪酸 （g/日）	—	—	1.5	—	—	—	—	1.3	—	—
炭水化物	炭水化物 （％エネルギー）	—	—	—	—	50～65[1]	—	—	—	—	50～65[1]
	食物繊維 （g/日）	—	—	—	—	11以上	—	—	—	—	11以上
ビタミン	脂溶性 ビタミンA （µg RAE/日）[2]	350	500	—	1,200	—	350	500	—	1,500	—
	ビタミンD （µg/日）	—	—	5.0	40	—	—	—	6.0	40	—
	ビタミンE （mg/日）[3]	—	—	5.0	350	—	—	—	5.0	350	—
	ビタミンK （µg/日）	—	—	90	—	—	—	—	110	—	—
	水溶性 ビタミンB₁ （mg/日）	0.8	1.0	—	—	—	0.8	0.9	—	—	—
	ビタミンB₂ （mg/日）	0.9	1.1	—	—	—	0.9	1.0	—	—	—
	ナイアシン （mg NE/日）[4]	9	11	—	150（35）	—	8	10	—	150（35）	—
	ビタミンB₆ （mg/日）	0.8	0.9	—	25	—	0.8	0.9	—	25	—
	ビタミンB₁₂ （µg/日）	1.3	1.6	—	—	—	1.3	1.6	—	—	—
	葉酸 （µg/日）	130	160	—	500	—	130	160	—	500	—
	パントテン酸 （mg/日）	—	—	6	—	—	—	—	5	—	—
	ビオチン （µg/日）	—	—	30	—	—	—	—	30	—	—
	ビタミンC （mg/日）	60	70	—	—	—	60	70	—	—	—
ミネラル	多量 ナトリウム （mg/日）	—	—	—	—	—	—	—	—	—	—
	（食塩相当量）（g/日）	—	—	—	—	5.0未満	—	—	—	—	5.0未満
	カリウム （mg/日）	—	—	1,500	—	2,000以上	—	—	1,500	—	2,000以上
	カルシウム （mg/日）	550	650	—	—	—	600	750	—	—	—
	マグネシウム （mg/日）[5]	140	170	—	—	—	140	160	—	—	—
	リン （mg/日）	—	—	1,000	—	—	—	—	1,000	—	—
	微量 鉄 （mg/日）	6.0	7.0	—	35	—	6.0	7.5	—	35	—
	亜鉛 （mg/日）	5	6	—	—	—	4	5	—	—	—
	銅 （mg/日）	0.4	0.5	—	—	—	0.4	0.5	—	—	—
	マンガン （mg/日）	—	—	2.5	—	—	—	—	2.5	—	—
	ヨウ素 （µg/日）	65	90	—	700	—	65	90	—	700	—
	セレン （µg/日）	15	20	—	200	—	15	20	—	200	—
	クロム （µg/日）	—	—	—	—	—	—	—	—	—	—
	モリブデン （µg/日）	15	20	—	—	—	15	15	—	—	—

1 範囲に関しては，おおむねの値を示したものであり，弾力的に運用すること。
2 推定平均必要量，推奨量はプロビタミンAカロテノイドを含む。耐容上限量は，プロビタミンAカロテノイドを含まない。
3 α－トコフェロールについて算定した。α－トコフェロール以外のビタミンEは含んでいない。
4 耐容上限量は，ニコチンアミドの重量（mg/日），（）内はニコチン酸の重量（mg/日）。
5 通常の食品以外からの摂取量の耐容上限量は，小児では5mg/kg体重/日とした。通常の食品からの摂取の場合，耐容上限量は設定しない。

3－338 小児（8～9歳）の推定エネルギー必要量

身体活動レベル	男 児			女 児		
	I	II	III	I	II	III
エネルギー （kcal/日）	1,600	1,850	2,100	1,500	1,700	1,900

栄養素		男児					女児				
		推定平均必要量	推奨量	目安量	耐容上限量	目標量	推定平均必要量	推奨量	目安量	耐容上限量	目標量
たんぱく質	（g/日）	40	45	—	—	—	40	50	—	—	—
	（% エネルギー）	—	—	—	—	13 〜 20[1]	—	—	—	—	13 〜 20[1]
脂質　脂質	（% エネルギー）	—	—	—	—	20 〜 30[1]	—	—	—	—	20 〜 30[1]
飽和脂肪酸	（% エネルギー）	—	—	—	—	10 以下[1]	—	—	—	—	10 以下[1]
n − 6 系脂肪酸	（g/日）	—	—	10	—	—	—	—	8	—	—
n − 3 系脂肪酸	（g/日）	—	—	1.6	—	—	—	—	1.6	—	—
炭水化物　炭水化物	（% エネルギー）	—	—	—	—	50 〜 65[1]	—	—	—	—	50 〜 65[1]
食物繊維	（g/日）	—	—	—	—	13 以上	—	—	—	—	13 以上
ビタミン　脂溶性　ビタミンA	（µg RAE/ 日）[2]	450	600	—	1,500	—	400	600	—	1,900	—
ビタミンD	（µg/ 日）	—	—	6.5	60	—	—	—	8.0	60	—
ビタミンE	（mg/ 日）[3]	—	—	5.5	450	—	—	—	5.5	450	—
ビタミンK	（µg/ 日）	—	—	110	—	—	—	—	140	—	—
水溶性　ビタミンB₁	（mg/ 日）	1.0	1.2	—	—	—	0.9	1.1	—	—	—
ビタミンB₂	（mg/ 日）	1.1	1.4	—	—	—	1.0	1.3	—	—	—
ナイアシン	（mg NE/ 日）[4]	11	13	—	200(45)	—	10	10	—	150(45)	—
ビタミンB₆	（mg/ 日）	1.0	1.1	—	30	—	1.0	1.1	—	30	—
ビタミンB₁₂	（µg/ 日）	1.6	1.9	—	—	—	1.6	1.9	—	—	—
葉酸	（µg/ 日）	160	190	—	700	—	160	190	—	700	—
パントテン酸	（mg/ 日）	—	—	6	—	—	—	—	6	—	—
ビオチン	（µg/ 日）	—	—	40	—	—	—	—	40	—	—
ビタミンC	（mg/ 日）	70	85	—	—	—	70	85	—	—	—
ミネラル　多量　ナトリウム	（mg/ 日）	—	—	—	—	—	—	—	—	—	—
（食塩相当量）	（g/ 日）					6.0 未満					6.0 未満
カリウム	（mg/ 日）	—	—	1,800	—	2,200 以上	—	—	1,800	—	2,000 以上
カルシウム	（mg/ 日）	600	700	—	—	—	600	750	—	—	—
マグネシウム	（mg/ 日）[5]	180	210	—	—	—	180	220	—	—	—
リン	（mg/ 日）	—	—	1,100	—	—	—	—	1,000	—	—
微量　鉄	（mg/ 日）	7.0	8.5	—	35	—	7.0(10.0)	8.5(12.0)	—	35	—
亜鉛	（mg/ 日）	6	7	—	—	—	5	6	—	—	—
銅	（mg/ 日）	0.5	0.6	—	—	—	0.5	0.6	—	—	—
マンガン	（mg/ 日）	—	—	3.0	—	—	—	—	3.0	—	—
ヨウ素	（µg/ 日）	80	110	—	900	—	80	110	—	900	—
セレン	（µg/ 日）	20	25	—	250	—	20	25	—	250	—
クロム	（µg/ 日）	—	—	—	—	—	—	—	—	—	—
モリブデン	（µg/ 日）	15	20	—	—	—	15	20	—	—	—

1 範囲に関しては，おおむねの値を示したものであり，弾力的に運用すること。
2 推定平均必要量，推奨量はプロビタミン A カロテノイドを含む。耐容上限量は，プロビタミン A カロテノイドを含まない。
3 α ─トコフェロールについて算定した。α ─トコフェロール以外のビタミン E は含んでいない。
4 耐容上限量は，ニコチンアミドの重量（mg/ 日），（ ）内はニコチン酸の重量（mg/ 日）。
5 通常の食品以外からの摂取量の耐容上限量は，小児では 5 ㎎ /kg体重 / 日とした。通常の食品からの摂取の場合，耐容上限量は設定しない。

3 − 340　小児（10 〜 11 歳）の推定エネルギー必要量

	男児			女児		
身体活動レベル	Ⅰ	Ⅱ	Ⅲ	Ⅰ	Ⅱ	Ⅲ
エネルギー （kcal/ 日）	1,950	2,250	2,500	1,850	2,100	2,350

3-341　小児（12～14歳）の食事摂取基準

栄養素		男児					女児				
		推定平均必要量	推奨量	目安量	耐容上限量	目標量	推定平均必要量	推奨量	目安量	耐容上限量	目標量
たんぱく質	(g/日)	50	60	—	—	—	45	55	—	—	—
	(%エネルギー)	—	—	—	—	13～20[1]	—	—	—	—	13～20[1]
脂質　脂質	(%エネルギー)	—	—	—	—	20～30[1]	—	—	—	—	20～30[1]
飽和脂肪酸	(%エネルギー)	—	—	—	—	10以下[1]	—	—	—	—	10以下[1]
n－6系脂肪酸	(g/日)	—	—	11	—	—	—	—	9	—	—
n－3系脂肪酸	(g/日)	—	—	1.9	—	—	—	—	1.6	—	—
炭水化物　炭水化物	(%エネルギー)	—	—	—	—	50～65[1]	—	—	—	—	50～65[1]
食物繊維	(g/日)	—	—	—	—	17以上	—	—	—	—	17以上
ビタミン　脂溶性　ビタミンA	(μgRAE/日)[2]	550	800	—	2,100	—	500	700	—	2,500	—
ビタミンD	(μg/日)	—	—	8.0	80	—	—	—	9.5	80	—
ビタミンE	(mg/日)[3]	—	—	6.5	650	—	—	—	6.0	600	—
ビタミンK	(μg/日)	—	—	140	—	—	—	—	170	—	—
水溶性　ビタミンB1	(mg/日)	1.2	1.4	—	—	—	1.1	1.3	—	—	—
ビタミンB2	(mg/日)	1.3	1.6	—	—	—	1.2	1.4	—	—	—
ナイアシン	(mgNE/日)[4]	12	15	—	250(60)	—	12	14	—	250(60)	—
ビタミンB6	(mg/日)	1.2	1.4	—	40	—	1.0	1.3	—	40	—
ビタミンB12	(μg/日)	2.0	2.4	—	—	—	2.0	2.4	—	—	—
葉酸	(μg/日)	200	240	—	900	—	200	240	—	900	—
パントテン酸	(mg/日)	—	—	7	—	—	—	—	6	—	—
ビオチン	(μg/日)	—	—	50	—	—	—	—	50	—	—
ビタミンC	(mg/日)	85	100	—	—	—	85	100	—	—	—
ミネラル　多量　ナトリウム	(mg/日)	—	—	—	—	—	—	—	—	—	—
（食塩相当量）	(g/日)	—	—	—	—	7.0未満	—	—	—	—	6.5未満
カリウム	(mg/日)	—	—	2,300	—	2,400以上	—	—	1,900	—	2,400以上
カルシウム	(mg/日)	850	1,000	—	—	—	700	800	—	—	—
マグネシウム	(mg/日)[5]	250	290	—	—	—	240	290	—	—	—
リン	(mg/日)	—	—	1,200	—	—	—	—	1,000	—	—
微量　鉄	(mg/日)	8.0	10.0	—	40	—	7.0(10.0)	8.5(12.0)	—	40	—
亜鉛	(mg/日)	9	10	—	—	—	7	8	—	—	—
銅	(mg/日)	0.7	0.8	—	—	—	0.6	0.8	—	—	—
マンガン	(mg/日)	—	—	4.0	—	—	—	—	4.0	—	—
ヨウ素	(μg/日)	95	140	—	2,000	—	95	140	—	2,000	—
セレン	(μg/日)	25	30	—	350	—	25	30	—	300	—
クロム	(μg/日)	—	—	—	—	—	—	—	—	—	—
モリブデン	(μg/日)	20	25	—	—	—	20	25	—	—	—

1 範囲に関しては，おおむねの値を示したものであり，弾力的に運用すること。
2 推定平均必要量，推奨量はプロビタミンAカロテノイドを含む。耐容上限量は，プロビタミンAカロテノイドを含まない。
3 α－トコフェロールについて算定した。α－トコフェロール以外のビタミンEは含んでいない。
4 耐容上限量は，ニコチンアミドの重量（mg/日），（）内はニコチン酸の重量（mg/日）。
5 通常の食品以外からの摂取量の耐容上限量は，小児では5mg/kg体重/日とした。通常の食品からの摂取の場合，耐容上限量は設定しない。

3-342　小児（12～14歳）の推定エネルギー必要量

	男児			女児		
身体活動レベル	I	II	III	I	II	III
エネルギー　（kcal/日）	2,300	2,600	2,900	2,150	2,400	2,700

3－343　小児（15〜17歳）の食事摂取基準

栄養素			男 児					女 児				
			推定平均必要量	推奨量	目安量	耐容上限量	目標量	推定平均必要量	推奨量	目安量	耐容上限量	目標量
たんぱく質		(g/日)	50	65	—	—	—	45	55	—	—	—
		(%エネルギー)	—	—	—	—	13〜20[1]	—	—	—	—	13〜20[1]
脂質	脂質	(%エネルギー)	—	—	—	—	20〜30[1]	—	—	—	—	20〜30[1]
	飽和脂肪酸	(%エネルギー)	—	—	—	—	8以下[1]	—	—	—	—	8以下[1]
	n−6系脂肪酸	(g/日)	—	—	13	—	—	—	—	9	—	—
	n−3系脂肪酸	(g/日)	—	—	2.1	—	—	—	—	1.6	—	—
炭水化物	炭水化物	(%エネルギー)	—	—	—	—	50〜65[1]	—	—	—	—	50〜65[1]
	食物繊維	(g/日)	—	—	—	—	19以上	—	—	—	—	18以上
ビタミン	脂溶性	ビタミンA　(μg RAE/日)[2]	650	900	—	2,500	—	500	650	—	2,800	—
		ビタミンD　(μg/日)	—	—	9.0	90	—	—	—	8.5	90	—
		ビタミンE　(mg/日)[3]	—	—	7.0	750	—	—	—	5.5	650	—
		ビタミンK　(μg/日)	—	—	160	—	—	—	—	150	—	—
	水溶性	ビタミンB₁　(mg/日)	1.3	1.5	—	—	—	1.0	1.2	—	—	—
		ビタミンB₂　(mg/日)	1.4	1.7	—	—	—	1.2	1.4	—	—	—
		ナイアシン　(mg NE/日)[4]	14	17	—	300 (70)	—	11	13	—	250 (65)	—
		ビタミンB₆　(mg/日)	1.2	1.5	—	50	—	1.0	1.3	—	45	—
		ビタミンB₁₂　(μg/日)	2.0	2.4	—	—	—	2.0	2.4	—	—	—
		葉酸　(μg/日)	220	240	—	900	—	200	240	—	900	—
		パントテン酸　(mg/日)	—	—	7	—	—	—	—	6	—	—
		ビオチン　(μg/日)	—	—	50	—	—	—	—	50	—	—
		ビタミンC　(mg/日)	85	100	—	—	—	85	100	—	—	—
ミネラル	多量	ナトリウム　(mg/日)	—	—	—	—	—	—	—	—	—	—
		（食塩相当量）　(g/日)	—	—	—	—	7.5未満	—	—	—	—	6.5未満
		カリウム　(mg/日)	—	—	2,700	—	3,000以上	—	—	2,000	—	2,600以上
		カルシウム　(mg/日)	650	800	—	—	—	550	650	—	—	—
		マグネシウム　(mg/日)[5]	300	360	—	—	—	260	310	—	—	—
		リン　(mg/日)	—	—	1,200	—	—	—	—	900	—	—
	微量	鉄　(mg/日)	8.0	10.0	—	50	—	5.5 (8.5)	7.0 (10.5)	—	40	—
		亜鉛　(mg/日)	10	12	—	—	—	7	8	—	—	—
		銅　(mg/日)	0.8	0.9	—	—	—	0.6	0.7	—	—	—
		マンガン　(mg/日)	—	—	4.5	—	—	—	—	3.5	—	—
		ヨウ素　(μg/日)	100	140	—	3,000	—	100	140	—	3,000	—
		セレン　(μg/日)	30	35	—	400	—	20	25	—	350	—
		クロム　(μg/日)	—	—	—	—	—	—	—	—	—	—
		モリブデン　(μg/日)	25	30	—	—	—	20	25	—	—	—

1 範囲に関しては，おおむねの値を示したものであり，弾力的に運用すること。
2 推定平均必要量，推奨量はプロビタミンAカロテノイドを含む。耐容上限量は，プロビタミンAカロテノイドを含まない。
3 α−トコフェロールについて算定した。α−トコフェロール以外のビタミンEは含んでいない。
4 耐容上限量は，ニコチンアミドの重量（mg/日），（）内はニコチン酸の重量（mg/日）。
5 通常の食品以外からの摂取量の耐容上限量は，小児では5mg/kg体重/日とした。通常の食品からの摂取の場合，耐容上限量は設定しない。

3－344　小児（15〜17歳）の推定エネルギー必要量

身体活動レベル	男 児			女 児		
	Ⅰ	Ⅱ	Ⅲ	Ⅰ	Ⅱ	Ⅲ
エネルギー　(kcal/日)	2,500	2,800	3,150	2,050	2,300	2,550

3－345　米の構造

米には通常食べられている粳米と，赤飯やもちに使用するもち米がある。粳米は搗精度の違いによりぬかをほとんど除いた精白米，胚芽米，もみ米からもみ殻だけを抜いた玄米などに分類される。

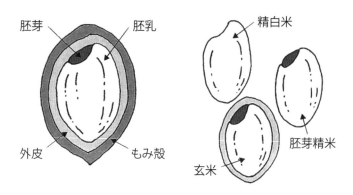

3－346　小麦粉の種類と用途

小麦粉はパン，めん，ケーキなどの原料となる。グルテンの量の少ない順に薄力粉，中力粉，強力粉に分類される。

種　類	グルテン量 （乾燥麩素量）	用　　途		
薄力粉	8％以下	ケーキ	クッキー	天ぷらの衣
中力粉	9〜12％		めん類	
強力粉	13％以上	パン	マカロニ	スパゲティ

3 - 347　機能性が表示されている食品

「特定保健用食品（トクホ）」「栄養機能食品」の制度に加え，健康の維持および増進に役立つことが期待できるという「機能性」を表示できる食品を指す「機能性表示食品」が設けられている。

栄養機能食品

一日に必要な栄養成分（ビタミン，ミネラルなど）が不足しがちな場合，その補給・補完のために利用できる食品です。すでに科学的根拠が確認された栄養成分を一定の基準量含む食品であれば，特に届出などをしなくても，国が定めた表現によって機能性を表示することができます。

機能性表示食品

事業者の責任において，科学的根拠に基づいた機能性を表示した食品です。販売前に安全性及び機能性の根拠に関する情報などが消費者庁長官へ届け出られたものです。ただし，特定保健用食品とは異なり，消費者庁長官の個別の許可を受けたものではありません。

特定保健用食品（トクホ）

維持増進に役立つことが科学的根拠に基づいて認められ，『コレステロールの吸収を抑える』などの表示が許可されている食品です。表示されている効果や安全性については国が審査を行い，食品ごとに消費者庁長官が許可しています。

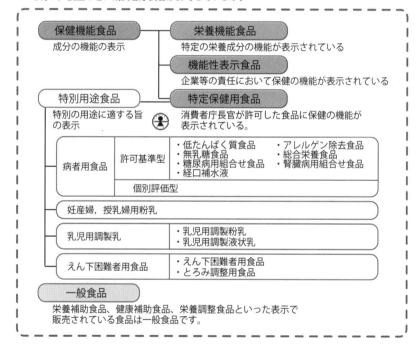

3 - 348　6つの基礎食品群

対象者の一日に必要な摂取量を満たす目安として利用される食品構成は，栄養成分の類似した食品を3群・4群・6群・18群などに分けた基礎食品群を，食品群別に摂取量を求めたものである。

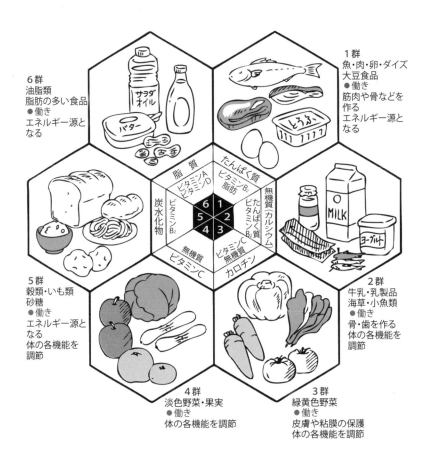

3 - 349　3色食品群

昭和 27 年，広島県庁の岡田正美氏が提唱し，「栄養改善普及会」の近藤とし子氏が普及に努めた。
栄養素の働きの特徴から，食品を赤，黄，緑の3つの群に分けている。

赤　群	黄　群	緑　群
魚・肉・豆類・乳・卵	穀物・砂糖・油脂・いも類	緑黄色野菜・淡色野菜・海草・きのこ
たんぱく質／脂質／ビタミンB／カルシウム	炭水化物／ビタミンA，D／ビタミンB$_1$／脂質	カロチン／ビタミンC／カルシウム／ヨード
血や肉をつくるもの	力や体温となるもの	からだの調子をよくするもの

3 - 350　4つの食品群

昭和 5 年，前女子栄養大学学長・香川綾が提唱し，昭和 31 年にこの「4つの食品群」に改めた。
日本人の食生活に普遍的に不足している栄養素を補充することに意をおき，牛乳と卵を第1群に，
他を栄養素の働きから3つの群に分けている。

●一日 20 点の基本パターン（成人女子生活活動強度 I の場合）

第1群	第2群	第3群	第4群
栄養を完全にする	血や肉をつくる	からだの調子をよくする	力や体温となる
良質たんぱく質／脂質 ビタミンA／ビタミンB$_1$，B$_2$／カルシウム	良質たんぱく質／脂質 カルシウム／ビタミンA／ビタミンB$_2$	ビタミンA／カロチン ビタミンC／ミネラル 繊維	糖質／たんぱく質 脂質
乳・乳製品　2点 卵　　　　　1点	魚介・肉　　2点 豆・豆製品　1点	野菜　　　1点 芋　　　　1点 果物　　　1点	穀物　　　8点 砂糖　　　1点 油脂　　　2点

（1 点 80kcal：エネルギー所要量のほぼ 90％で構成してある。各人の必要に応じて適宜調整すること。）

3 - 351　食品量の目安

日常生活においてすべての食事を栄養計算に基づいて管理することは難しいので，実生活での応用力が求められ，日常的に用いる食品のおよその重量を把握しておくことが有効である。

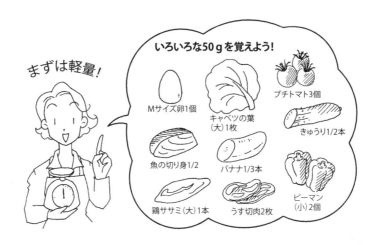

3 - 352　一回に食べる量の例

卵のMサイズ1個（50g）を元に，他の食品の50gも把握することで，一回に食べる量を大まかにつかむことができる。

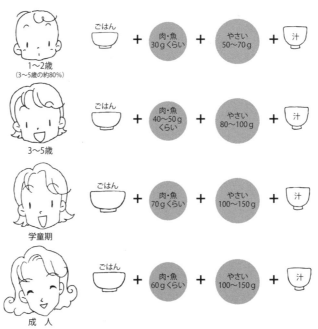

3 - 353　各料理の基本配置

ごはんなどの主食は左側に，汁物は右側に，主菜は奥右側，副菜は奥左側に，はしやスプーン類は手前に，持ち手を右側にして置く。

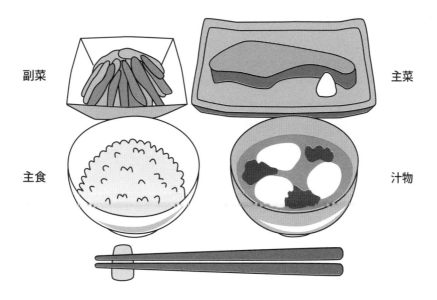

副菜　主菜

主食　汁物

4 - 401　成乳の特徴

分娩後 1 〜 5 日頃までの乳を「初乳」と呼び，黄白色で粘稠性がある。分娩後 10 日以上経過した乳を「成乳」と呼ぶ。

●たんぱく質
　乳清たんぱく質が高く，カゼインの比率が低い。胃酸やたんぱく質分解酵素の作用で粗いカードを生成するカゼインの割合が低いため，母乳のカードは微細で消化されやすい。アミノ酸組成は乳児の発育に最適で，新生児に必須であるシステイン，タウリン，アルギニンも含有している。
●脂　質
　大部分は中性脂肪。不飽和脂肪酸（リノール酸，リノレン酸等）は牛乳より 4 〜 5 倍で，消化のよい長鎖脂肪酸が多い。母乳の脂肪酸は母親の食事の影響を受けやすい。
●糖　質
　大部分は乳糖。乳糖はカルシウムその他の無機質の吸収を促進。エネルギー代謝，脳や神経組織の構成成分。オリゴ糖はビフィズス菌などの増殖などに役立つ。
●ミネラル
　牛乳に比べると約 3 分の 1。乳児の未熟な腎臓機能への負担が少ないが，ミネラルの吸収を促進する栄養素（乳糖やビタミン C 等）が多く含まれているため，吸収率が高くなる。分娩経過日数による変化が大きく，鉄は 46％，銅は 71％，亜鉛は 87％に減少する。
●ビタミン
　ほとんどのビタミンが含まれ，ビタミン A（カロテノイド）など一部のビタミンを除いて初乳より成乳中に多く含まれる。

4 - 402　母乳成分の変化

母乳の成分は乳児の消化吸収・代謝に適しており，「5 〜 6 か月」または「5 か月」ぐらいまでの成長・発達に必要な成分が整っている。成分は分娩後の日数によって変化する。

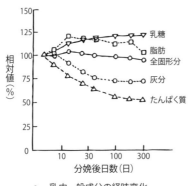

a.　乳中一般成分の経時変化

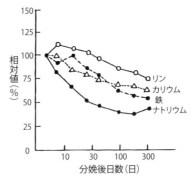

b.　乳中ミネラル成分の経時変化
分娩後 3 〜 5 日の含量を 100％とし，相対値で示した

4 − 403　人乳・牛乳・乳児用調製粉乳の成分比較

母乳，特に初乳には，ラクトフェリン，免疫グロブリン（IgA），リゾチーム，ビフィズス菌成長因子などが含まれ，感染症の発症を予防し重症度も低下させる。

		人　乳①	牛　乳②	乳児用調製粉乳③				
				アイクレオ バランスミルク	雪印 ビーンスターク すこやか M	明治 ほほえみ	森永 はぐくみ	和光堂 レーベンスミルク はいはい
		100g あたり	100g あたり	調乳濃度12.7% 100mlあたり	調乳濃度13% 100mlあたり	調乳濃度14% 100mlあたり	調乳濃度13% 100mlあたり	調乳濃度13% 100mlあたり
エネルギー	kcal	65	67	66.4	67	70	67	67
たんぱく質	g	1.1	3.3	1.5	1.5	1.6	1.4	1.5
脂質	g	3.5	3.8	3.6	3.6	3.7	3.5	3.6
炭水化物	g	7.2	4.8	7.1	7.3	8.1	7.4	7.2
カルシウム	mg	27	110	44.5	46	53	49	49
鉄	mg	Tr=0.04mg	Tr=0.02mg	0.89	0.80	0.84	0.78	0.78
亜鉛	mg	0.3	0.4	0.4	0.4	0.4	0.4	0.4
銅	mg	0.03	0.01	0.05	0.04	0.04	0.04	0.04
レチノール当量	μg	46	38	71	59	72	70	66
ビタミンB$_1$	mg	0.01	0.04	0.08	0.05	0.06	0.05	0.05
ビタミンB$_2$	mg	0.03	0.15	0.1	0.10	0.08	0.09	0.08
ビタミンC	mg	5	1	7	8	10	8	8

※調製粉乳の成分や名前はよく変わり，これは各メーカーの HP で確認できる（資料編）
※人乳と牛乳は七訂食品成分表より①成熟乳（100 g：98.3ml）② 100 g：96.9ml ③ 2020 年1月現在の成分値，
　粉乳のレチノール当量は 1 μgあたり 3.33IU で換算

4 − 404　授乳の注意

乳児は胃の噴門の括約筋の働きが未熟なため，「溢乳」といって飲み込んだ空気とともに乳を口からもどすことがある。これを防ぐために，授乳ごとに排気（げっぷ）をさせるよう心がける。

❶ 親が授乳時にリラックスした姿勢がとれるように，枕やクッションを使うなどして体位を工夫する
❷ 乳頭・乳輪を清拭する
❸ 乳児の頬を刺激して，口を開けたときに乳輪の外縁まで深く含ませる
❹ 鼻をふさがないように授乳する
❺ 乳頭からはずす時は，乳児の口角と乳房の間に指を入れて陰圧をぬいてから引き離す
❻ 乳児の胃が垂直になるように立てて抱き，排気（げっぷ）をさせる

4 - 405　母乳不足の判断のポイント

母乳栄養を続けるうえで，乳児の発育を満たすだけの母乳が分泌しているかどうかの判断が必要である。母乳が十分に分泌されない場合には，不足する量を粉乳によって補わなければならない。

- ●乳　児
  - ・体重の増加量があまりに少ない
  - ・尿・便の量が少ない
  - ・活気がない
- ●母　親
  - ・飲ませても「差し(ツーンとする)」がこない
  - ・授乳時刻になっても張ってこない

4 - 406　混合栄養の方法

母乳と乳児用調整乳（人工栄養）の両方を用いて栄養摂取する場合を混合栄養という。単に混合栄養といっても，母乳栄養と人工栄養の比率によってかなりの違いがある。

- ●母乳不足の場合
  - ・毎回母乳を飲ませた直後に足りない量だけ粉乳を飲ませる　⇨
    毎回吸啜刺激を受けるため，比較的長い間混合栄養を続けることができる
  - ・母乳だけ粉乳だけを交互に飲ませる　⇨
    疲労などのために授乳を休み，母乳を貯めることができる
- ●母親の就業などの場合
  - ・朝と夜だけ母乳を与え，日中母親が授乳できない時だけ粉乳を与える
  - ・条件が許せば勤務中でも搾乳すると良い。貯まったままにすると，母乳の分泌が悪くなる
  - ・保育所等に母乳バッグを持参し，授乳してもらうのが望ましい

4 - 407　乳房の構造

母親の乳首は小さな穴（乳口）が 20 個近くもあり，舌を乳首に巻きつけ，舌の蠕動運動によって，数箇所の穴からシャワーのように乳汁を出している。

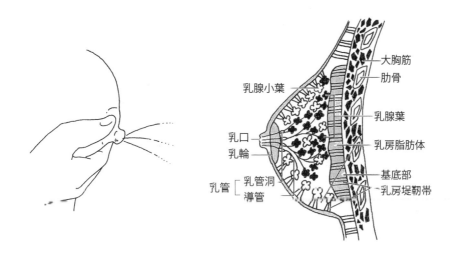

大胸筋
肋骨
乳腺小葉
乳腺葉
乳口
乳輪
乳房脂肪体
基底部
乳管洞
乳房堤靱帯
乳管
導管

4 - 408　授乳の支援を進める 5 つのポイント

母乳と乳児用調整乳との違いにかかわらず，授乳を通しての育児支援を進めることをねらいとしている。妊娠中から出産後までより良い環境のもとで適切な授乳方法を実践できるよう支援を行う。

- 妊娠中から，適切な授乳方法を選択でき，実践できるように，支援しましょう。
- 母親の状態をしっかり受け止め，赤ちゃんの状態をよく観察して，支援しましょう。
- 授乳のときには，できるだけ静かな環境で，しっかり抱いて，優しく声をかけるように，支援しましょう。
- 授乳への理解と支援が深まるように，父親や家族，身近な人への情報提供を進めましょう。
- 授乳で困ったときに気軽に相談できる場所づくりや，授乳期間中でも，外出しやすく，働きやすい環境づくりを進めましょう。

4 − 409　母乳育児のための 10 のステップ

母乳育児を続けるにはしっかりとして意志と周囲のサポートが必要である。「母乳育児成功のための 10 のステップ」は，WHO と UNICEF が「自分なりの母乳育児ができる」をまとめたものである。

【重要な管理方法】
- ❶a　母乳代替品のマーケティングに関する国際規約及び関連する世界保健総会の決議を確実に遵守する。
- ❶b　定期的にスタッフや両親に伝達するため，乳児の授乳に関する方針を文書にする。
- ❶c　継続的なモニタリングとデータマネジメントのためのシステムを構築する。
- ❷　スタッフが母乳育児を支援するための十分な知識，能力と技術を持っていることを担保する。

【臨床における主要な実践】
- ❸　妊婦やその家族と母乳育児の重要性や実践方法について話し合う。
- ❹　出産後できるだけすぐに，直接かつ妨げられない肌と肌の触れ合いができるようにし，母乳育児を始められるよう母親を支援する。
- ❺　母乳育児の開始と継続，そしてよくある困難に対処できるように母親を支援する。
- ❻　新生児に対して，医療目的の場合を除いて，母乳以外には食べ物や液体を与えてはいけない。
- ❼　母親と乳児が一緒にいられ，24 時間同室で過ごすことができるようにする。
- ❽　母親が乳児の授乳に関する合図を認識し，応答出来るよう母親を支援する。
- ❾　母親に哺乳瓶やその乳首，おしゃぶりの利用やリスクについて助言すること。
- ❿　両親と乳児が，継続的な支援やケアをタイムリーに受けることができるよう，退院時に調整すること。

4 − 410　母乳育児のポイント

母乳育児にあたっては，母乳の意義をよく理解したうえで，分娩後できるだけ早く授乳を始めることが望ましい。母親自身のストレスを軽減させるための家族のサポートも重要である。

- ● 母乳の意義を理解する
- ● 分娩後，できるだけ早く授乳を始める
- ● 母子同室で頻回に授乳する
- ● 出産後 1 か月ぐらいまでは特に頻回授乳を行う
  （特に，3 時間おきにという人工栄養の基準にこだわらなくてもよい）
- ● 混合栄養にする場合にも，前後に母乳を吸わせ，飲ませて 3 時間以内に母乳を欲しがる程度の量を足す
- ● 母親がバランスのとれた栄養と水分の摂取を心がける
- ● 母親はストレスを軽減し，精神的に安定させる
- ● 母乳の分泌が悪いときには乳房マッサージも試みる

4 - 411　乳児用調整粉乳の主な成分の特徴

乳児用調整粉乳は，母乳の代替品として牛乳を原料にできる限り母乳の成分に近くなるよう改良されている。現在市販されているものは，製造元により強調点が異なるものの大きな違いはない。

- ●エネルギー：母乳とほぼ等しい。
- ●たんぱく質：カゼインの一部をラクトアルブミンに置換（牛乳はカゼインが多く，消化吸収が劣るため，カゼインをアルブミンに置換して，母乳のアミノ酸バランスに近づけている）。シスチン（乳児には必須アミノ酸で，牛乳の含有量が少　ないため），タウリン（神経伝達物質，網膜の発達のため）を添加。
- ●脂　肪：牛乳の脂肪を植物性脂肪に置換して多価不飽和脂肪酸を増加。DHA強化（ドコサヘキサエン酸）（脳や網膜の発達に重要）。
- ●炭水化物：乳糖，オリゴ糖添加（ビフィズス菌を増やす→便性を良好にし，大腸菌の生育を抑える）。
- ●ミネラル：牛乳は人乳の3倍。カルシウム，リン，ナトリウム，カリウムを減少させ，比率を調整。鉄，亜鉛，銅を添加。
- ●ビタミン：各種ビタミンを配合。ビタミンK（大豆油），β－カロテン（抗酸化作用），ビタミンEを添加。

4 - 412　人工栄養の授乳方法

人工栄養の授乳回数と哺乳量には一定の目安があるが，個人差が大きいので発育との関連で配慮が必要である。

- ❶　哺乳瓶と乳首を殺菌し，沸かした後70℃以上に保った湯で粉乳を溶かし，体温程度に冷ます
- ❷　乳児を抱き，空気を飲ませないように哺乳瓶を傾斜させて授乳する
- ❸　授乳後，背を軽く叩いて排気をさせる
- ❹　残乳があった場合にはその量を確かめて廃棄する
- ❺　空になった哺乳瓶は，すぐに水を満たして洗浄しやすいようにする

4 - 413　人工乳首の穴の形と選択例

人工栄養と母乳栄養を併用する場合，乳房に近い人工乳首が望ましい。材質，カットの大きさ，型にはいくつかの種類があるので，乳児の月齢や吸啜力に応じて乳首を選ぶ必要がある。

	S	丸穴／Sサイズ（0か月～）	M	丸穴／Mサイズ（2・3か月～）	Y	スリーカット（2・3か月～）	L	丸穴／Lサイズ	+	クロスカット
穴の形状	⊙		⊙		Ⓨ		◎		⊗	
サイズ		生後3か月位まで		Sサイズでは疲れて時間がかかったり，スリーカットではうまく飲めない時		ミルクの流量コントロールができ，遊び飲みが始まった頃から		M・Yでは飲む時間がかかりすぎ，ミルクを残してしまう時		乳首果汁用／果汁などの濃い飲み物でも楽に飲める

素材	イソプレンゴム製	母乳実感が味わえる	長所：弾力性があり，乳房に近い人工乳首。 短所：かすかなゴム臭がある。比較的老化しやすい。消毒方法：煮沸・電子レンジ・薬液すべて可能。取替え目安：3～4週間
	シリコーンゴム製	丈夫で臭いがない	長所：ゴム臭がなく，飲みやすい。老化しにくい。熱や薬品に強い。 短所：引き裂きに弱い。臭いや色を吸着しやすい。消毒方法：煮沸・電子レンジ・薬液すべて可能。取替え目安：2か月位

4 - 414　無菌操作法

調乳とは，粉乳を栄養や消化，衛生上から乳児に適するように配合調整することである。一般家庭や少人数の乳児に対して一回分ずつ調乳することを無菌操作法という。

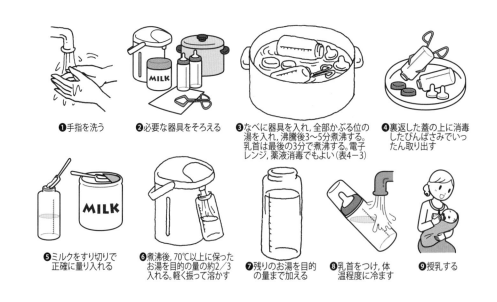

❶手指を洗う　❷必要な器具をそろえる　❸なべに器具を入れ，全部かぶる位の湯を入れ，沸騰後3～5分煮沸する。乳首は最後の3分で煮沸する。電子レンジ，薬液消毒でもよい（表4-3）　❹裏返した蓋の上に消毒したびんばさみでいったん取り出す

❺ミルクをすり切りで正確に量り入れる　❻煮沸後，70℃以上に保ったお湯を目的の量の約2/3入れる。軽く振って溶かす　❼残りのお湯を目的の量まで加える　❽乳首をつけ，体温程度に冷ます　❾授乳する

4 − 415　終末殺菌法

乳児院や病院などで多人数を対象として数回分のミルクをまとめて調乳することを終末殺菌とい
う。調乳後 2 時間以内に使用しなかったミルクは捨てる。

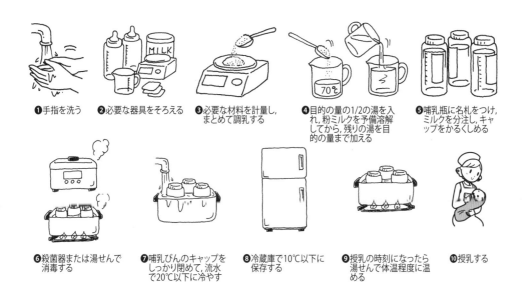

❶手指を洗う　　❷必要な器具をそろえる　❸必要な材料を計量し，　❹目的の量の1/2の湯を入　❺哺乳瓶に名札をつけ，
　　　　　　　　　　　　　　　　　　　　まとめて調乳する　　　れ，粉ミルクを予備溶解　ミルクを分注し，キャ
　　　　　　　　　　　　　　　　　　　　　　　　　　　　　　してから，残りの湯を目　ップをかるくしめる
　　　　　　　　　　　　　　　　　　　　　　　　　　　　　　的の量まで加える

❻殺菌器または湯せんで　❼哺乳びんのキャップを　❽冷蔵庫で10℃以下に　❾授乳の時刻になったら　❿授乳する
　消毒する　　　　　　　しっかり閉めて，流水　保存する　　　　　　　湯せんで体温程度に温
　　　　　　　　　　　　で20℃以下に冷やす　　　　　　　　　　　　める

4 − 416　消毒方法

哺乳瓶の消毒方法には，主に煮沸消毒，薬液消毒，電子レンジを利用しての消毒があるが，それぞ
れ長所と短所があるので，使用する哺乳瓶の種類や量などを考慮してふさわしい方法を選択する。

	長　所	短　所	注　意　点
煮沸消毒	経済的。一度にたくさん消毒できる。	お湯を沸かす手間がかかる。なべ，消毒はさみ等，必要な用具の数が多い。	なべ肌は 100℃以上になっているので，プラスチック製品等がくっついてしまうと，変形してしまうことがある。煮沸消毒中は，絶対になべのそばから離れない。
薬液消毒	消毒方法が簡単。液につけたまま保管できるので再汚染を防止できる。	ステンレス，金属製品は錆びてしまう。	溶液の作り方や時間は，必ず指示通りにする。
電子レンジを利用しての消毒	電子レンジでできるので手軽。	専用の消毒容器が必要。電子レンジでは使えない材質のものはできない。	電子レンジの大きさを確認してから，サイズに合った消毒容器を選ぶ。

4 - 417　月齢別乳汁栄養法の推移

乳汁栄養の変遷をみると，各時代の社会的背景がうかがえる。近年では，母乳栄養の意識向上とともに，母親の育児休暇取得や産科施設の支援の影響から人工栄養の割合は減少傾向にある。

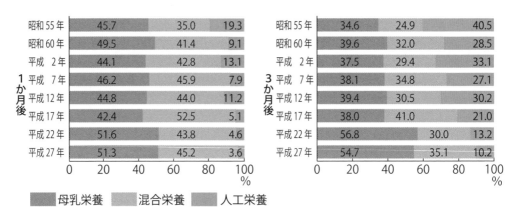

（昭和60年，平成7，17，27年は「乳幼児栄養調査」，その他は「乳幼児身体発育調査」）

4 − 418 （5，6か月頃の食べ方と与え方）

乳児の口唇や舌の動きは，成長・発達の段階ごとに変化していくため，離乳食期を大きく4つの時期に分けて対応していく。

　　この時期の乳児の舌は前後にしか動かない。なめらかな離乳食ならゴックンと飲み込むが，少しでもかたまりがあると，飲み込めないので口から出す。最初の1さじはなめらかで，水分の多いトロトロ状に。
❶　スプーンで軽く下唇に触れる
　　スプーンで下唇を軽くトントンとノックするようにサインを送る。
❷　スプーンを水平におく
　　口を開けるので，水平にスプーンを下唇におく。
❸　上唇でとり込むのを確認する。
　　上唇が自然におりてきて離乳食をとり込もうとする。
❹　スプーンをゆっくりひき抜く。
　　口の端からダラリとこぼれたら，何度でもすくい入れる。
　　スプーンを上唇にこすりつけたり，口の中に入れないよう気をつける。

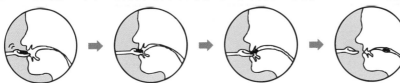

❶下唇をスプーンで軽くノックしてサインを送る。

4 − 419 （7，8か月頃の食べ方と与え方）

　　このころの乳児の舌は前後に加えて上下にも動くようになる。したがって，離乳食の形態は，舌で簡単につぶせる豆腐くらいの固さで，小さなツブツブが基本となる。舌と上あごでつぶして飲み込むのを確かめる。
❶　下唇にスプーンをのせる
　　離乳食を見て口を開けたところで，初期と同じように下唇にスプーンをのせる。
❷　口を閉じたらスプーンを引き抜く
　　上唇が反射的におりてきて口を閉じたらスプーンを水平に引き抜く。保育者が離乳食を口の中に入れるのではない。乳児自身が取り込むのである。
❸　口を動かすのを確認
　　数秒モグモグッと口を動かしてゴクンと飲み込む。あっという間の動きなので，よく観察する。

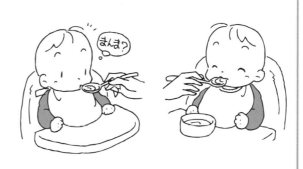

まんま？

4 − 420 （9，11か月頃の食べ方と与え方）

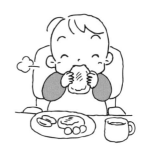

　乳児の舌は前後，上下に加えて左右にも動くようになる。舌でつぶせない食べ物は舌で左右に寄せて，歯ぐきでつぶして食べることができる。この時期の離乳食の固さは前歯でかみとり，歯ぐきでつぶせるモンキーバナナの形状が目安となる。

❶　自分で持って，前歯でかじりとる
　手づかみ食べがじょうずに。前歯でかじりとりながら一口量をおぼえていく。

❷　口唇が左右に動いたらかんでいる証拠。
　乳児の口唇の様子をよく観察する。離乳食はかみやすい固さ大きさに。

4 − 421 （12 〜 18 か月頃の食べ方と与え方）

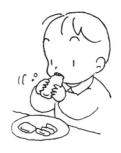

　表情がしっかりするとともに，かむ力も強くなる。舌は大人と同じに自由自在に動かせるので，食べ物に合わせて上手にかみ方を変え，調整力を育てる。
　歯ぐきでかめる，固めのにんじんグラッセなどが固さのお手本。

4－422　スプーンやコップの練習

幼児期以降もストロー型トレーニングカップを多用すると，舌の発達に悪影響を及ぼし発音に問題を生じる例が最近見られるようになった。幼児期以降はできるだけコップで飲ませるようにする。

❶　スプーンの練習を十分にさせる
　1歳からは牛乳を乳汁として与えてもよい。しかし，哺乳瓶で与えると量を多く飲みすぎたり，虫歯（う歯）になりやすいので，コップで与えるようにする。牛乳や育児用ミルクは栄養的に必要だが，多すぎると食事量　にも影響を与えるため，1日300～400ml程度にとどめる。スプーンやフォークは自分で持つが，まだじょ　うずに使えない。この時期は手づかみ食べとスプーンの練習を十分にさせる。フォークは一口量を覚える練習にはならないので，スプーンで上手に食べられるようになってから扱わせるようにした方がよい。
❷　コップの練習
　コップの縁を上下の唇ではさませ，コップを傾けて飲ませる。口の奥までくわえさせると，飲みにくいので注意する。飲み物は，最初はほんの少しだけ入れる。また顔は上でなく，下を向かせるようにする。

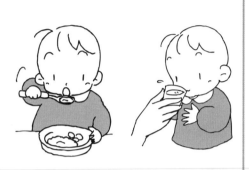

4 − 423　離乳の支援の方法

「授乳・離乳の支援ガイド」（2019年改定）は，厚生労働省から離乳を進める上で「目安」として示されたもので，母子健康手帳にも掲載されている。

❶　離乳の開始
　離乳の開始とは，なめらかにすりつぶした状態の食物を初めて与えた時をいう。開始時期の子どもの発達状況の目安としては，首のすわりがしっかりして寝返りができ，5秒以上座れる，スプーンなどを口に入れても舌で押し出すことが少なくなる（哺乳反射の減弱），食べ物に興味を示すなどがあげられる。その時期は生後5〜6か月頃が適当である。ただし，子どもの発育及び発達には個人差があるので，月齢はあくまでも目安であり，子どもの様子をよく観察しながら，親が子どもの「食べたがっているサイン」に気がつくように進められる支援が重要である。なお，離乳の開始前の子どもにとって，最適な栄養源は乳汁（母乳又は育児用ミルク）であり，離乳の開始前に果汁やイオン飲料を与えることの栄養学的な意義は認められていない。また，蜂蜜は，乳児ボツリヌス症を引き起こすリスクがあるため，1歳を過ぎるまでは与えない。

❷　離乳の進行
　離乳の進行は，子どもの発育及び発達の状況に応じて食品の量や種類及び形態を調整しながら，食べる経験を通じて摂食機能を獲得し，成長していく過程である。食事を規則的に摂ることで生活リズムを整え，食べる意欲を育み，食べる楽しさを体験していくことを目標とする。食べる楽しみの経験としては，いろいろな食品の味や舌ざわりを楽しむ，手づかみにより自分で食べることを楽しむといったことだけでなく，家族等が食卓を囲み，共食を通じて食の楽しさやコミュニケーションを図る，思いやりの心を育むといった食育の観点も含めて進めていくことが重要である。

《離乳初期（生後5か月〜6か月頃）》
　離乳食を飲み込むこと，その舌ざわりや味に慣れることが主目的である。離乳食は1日1回与える。母乳又は育児用ミルクは，授乳のリズムに沿って子どもの欲するままに与える。食べ方は，口唇を閉じて，捕食や嚥下ができるようになり，口に入ったものを舌で前から後ろへ送り込むことができる。

《離乳中期（生後7か月〜8か月頃）》
　生後7〜8か月頃からは舌でつぶせる固さのものを与える。離乳食は1日2回にして生活リズムを確立していく。母乳又は育児用ミルクは離乳食の後に与え，このほかに授乳のリズムに沿って母乳は子どもの欲するままに，ミルクは1日に3回程度与える。食べ方は，舌，顎の動きは前後から上下運動へ移行し，それに伴って口唇は左右対称に引かれるようになる。食べさせ方は，平らな離乳用のスプーンを下唇にのせ，上唇が閉じるのを待つ。

《離乳後期（生後9か月〜11か月頃）》
　歯ぐきでつぶせる固さのものを与える。離乳食は1日3回にし，食欲に応じて，離乳食の量を増やす。離乳食の後に母乳又は育児用ミルクを与える。このほかに，授乳のリズムに沿って母乳は子どもの欲するままに，育児用ミルクは1日2回程度与える。
食べ方は，舌で食べ物を歯ぐきの上に乗せられるようになるため，歯や歯ぐきで潰すことが出来るようになる。口唇は左右非対称の動きとなり，噛んでいる方向に依っていく動きがみられる。食べさせ方は，丸み（くぼみ）のある離乳用のスプーンを下唇にのせ，上唇が閉じるのを待つ。手づかみ食べは，生後9か月頃から始まり，1歳過ぎの子どもの発育及び発達にとって，積極的にさせたい行動である。食べ物を触ったり，握ったりすることで，その固さや触感を体験し，食べ物への関心につながり，自らの意志で食べようとする行動につながる。子どもが手づかみ食べをすると，周りが汚れて片付けが大変，食事に時間がかかる等の理由から，手づかみ食べをさせたくないと考える親もいる。そのような場合，手づかみ食べが子どもの発育及び発達に必要である理由について情報提供することで，親が納得して子どもに手づかみ食べを働きかけることが大切である。

❸　離乳の完了
　離乳の完了とは，形のある食物をかみつぶすことができるようになり，エネルギーや栄養素の大部分が母乳又は育児用ミルク以外の食物から摂取できるようになった状態をいう。その時期は生後12か月から18か月頃である。食事は1日3回となり，その他に1日1〜2回の補食を必要に応じて与える。母乳又は育児用ミルクは，子どもの離乳の進行及び完了の状況に応じて与える。なお，離乳の完了は，母乳又は育児用ミルクを飲んでいない状態を意味するものではない。食べ方は，手づかみ食べで前歯で噛み取る練習をして，一口量を覚え，やがて食具を使うようになって，自分で食べる準備をしていく。

❹ 食品の種類と調理

　ア　食品の種類と組合せ

　与える食品は，離乳の進行に応じて，食品の種類及び量を増やしていく。離乳の開始は，おかゆ（米）から始める。新しい食品を始める時には離乳食用のスプーンで1さじずつ与え，子どもの様子をみながら量を増やしていく。慣れてきたらじゃがいもや人参等の野菜，果物，さらに慣れたら豆腐や白身魚，固ゆでした卵黄など，種類を増やしていく。離乳が進むにつれ，魚は白身魚から赤身魚，青皮魚へ，卵は卵黄から全卵へと進めていく。食べやすく調理した脂肪の少ない肉類，豆類，各種野菜，海藻と種類を増やしていく。脂肪の多い肉類は少し遅らせる。野菜類には緑黄色野菜も用いる。ヨーグルト，塩分や脂肪の少ないチーズも用いてよい。牛乳を飲用として与える場合は，鉄欠乏性貧血の予防の観点から，1歳を過ぎてからが望ましい。離乳食に慣れ，1日2回食に進む頃には，穀類（主食），野菜（副菜）・果物，たんぱく質性食品（主菜）を組み合わせた食事とする。また，家族の食事から調味する前のものを取り分けたり，薄味のものを適宜取り入れたりして，食品の種類や調理方法が多様となるような食事内容とする。

　母乳育児の場合，生後6か月の時点で，ヘモグロビン濃度が低く，鉄欠乏を生じやすいとの報告がある。また，ビタミンD欠乏の指摘もあることから，母乳育児を行っている場合は，適切な時期に離乳を開始し，鉄やビタミンDの供給源となる食品を積極的に摂取するなど，進行を踏まえてそれらの食品を意識的に取り入れることが重要である。

　フォローアップミルクは母乳代替食品ではなく，離乳が順調に進んでいる場合は，摂取する必要はない。離乳が順調に進まず鉄欠乏のリスクが高い場合や，適当な体重増加が見られない場合には，医師に相談した上で，必要に応じてフォローアップミルクを活用すること等を検討する。

　イ　調理形態・調理方法

　離乳の進行に応じて，食べやすく調理したものを与える。子どもは細菌への抵抗力が弱いので，調理を行う際には衛生面に十分に配慮する。食品は，子どもが口の中で押しつぶせるように十分な固さになるよう加熱調理をする。初めは「つぶしがゆ」とし，慣れてきたら粗つぶし，つぶさないままへと進め，軟飯へと移行する。野菜類やたんぱく質性食品などは，始めはなめらかに調理し，次第に粗くしていく。離乳中期頃になると，つぶした食べ物をひとまとめにする動きを覚え始めるので，飲み込み易いようにとろみをつける工夫も必要になる。調味について，離乳の開始時期は，調味料は必要ない。離乳の進行に応じて，食塩，砂糖など調味料を使用する場合は，それぞれの食品のもつ味を生かしながら，薄味でおいしく調理する。油脂類も少量の使用とする。離乳食の作り方の提案に当たっては，その家庭の状況や調理する者の調理技術等に応じて，手軽に美味しく安価でできる具体的な提案が必要である。

❺ 食物アレルギーの予防について

　ア　食物アレルギーとは

　食物アレルギーとは，特定の食物を摂取した後にアレルギー反応を介して皮膚・呼吸器・消化器あるいは全身性に生じる症状のことをいう。有病者は乳児期が最も多く，加齢とともに漸減する。食物アレルギーの発症リスクに影響する因子として，遺伝的素因，皮膚バリア機能の低下，秋冬生まれ，特定の食物の摂取開始時期の遅れが指摘されている。乳児から幼児早期の主要原因食物は，鶏卵，牛乳，小麦の割合が高く，そのほとんどが小学校入学前までに治ることが多い。食物アレルギーによるアナフィラキシーが起こった場合，アレルギー反応により，じん麻疹などの皮膚症状，腹痛や嘔吐などの消化器症状，ゼーゼー，息苦しさなどの呼吸器症状が，複数同時にかつ急激に出現する。特にアナフィラキシーショックが起こった場合，血圧が低下し意識レベルの低下等がみられ，生命にかかわることがある。

　イ　食物アレルギーへの対応

　食物アレルギーの発症を心配して，離乳の開始や特定の食物の摂取開始を遅らせても，食物アレルギーの予防効果があるという科学的根拠はないことから，生後5〜6か月頃から離乳を始めるように情報提供を行う。離乳を進めるに当たり，食物アレルギーが疑われる症状がみられた場合，自己判断で対応せずに，必ず医師の診断に基づいて進めることが必要である。なお，食物アレルギーの診断がされている子どもについては，必要な栄養素等を過不足なく摂取できるよう，具体的な離乳食の提案が必要である。子どもに湿疹がある場合や既に食物アレルギーの診断がされている場合，または離乳開始後に発症した場合は，基本的には原因食物以外の摂取を遅らせる必要はないが，自己判断で対応することで状態が悪化する可能性も想定されるため，必ず医師の指示に基づいて行うよう情報提供を行うこと。

離乳食の進め方の目安

「授乳・離乳の支援ガイド」はあくまでも目安である。離乳食を始めると教科書どおりにはいかないことも多い。乳児一人ひとりに応じてそれぞれのペースで進めていくことが大事である。

	離乳の開始　　　　　　　　　　　　　　　　　　　離乳の完了			
	以下に示す事項は，あくまでも目安であり，子どもの食欲や成長・発達の状況に応じて調整する。			
	離乳初期 生後5〜6か月頃	離乳中期 生後7〜8か月頃	離乳後期 生後9〜11か月頃	離乳完了期 生後12〜18か月頃
食べ方の目安	●子どもの様子をみながら，1日1回1さじずつ始める。 ●母乳や育児用ミルクは飲みたいだけ与える。	●1日2回食で，食事のリズムをつけていく。 ●いろいろな味や舌ざわりを楽しめるように食品の種類を増やしていく。	●食事リズムを大切に，1日3回食に進めていく。 ●共食を通じて食の楽しい体験を積み重ねる。	●1日3回の食事リズムを大切に，生活リズムを整える。 ●手づかみ食べにより，自分で食べる楽しみを増やす。
調理形態	なめらかにすりつぶした状態	舌でつぶせる固さ	歯ぐきでつぶせる固さ	歯ぐきで噛める固さ
1回当たりの目安量				
I　穀類（g）	つぶしがゆから始める。 すりつぶした野菜等も試してみる。 慣れてきたら，つぶした豆腐・白身魚・卵黄等を試してみる。	全がゆ 50〜80	全がゆ90〜 軟飯80	軟飯90〜 ご飯80
II　野菜・果物（g）		20〜30	30〜40	40〜50
III　魚（g）		10〜15	15	15〜20
又は肉（g）		10〜15	15	15〜20
又は豆腐（g）		30〜40	45	50〜55
又は卵（個）		卵黄1〜全卵1/3	全卵1/2	全卵1/2〜2/3
又は乳製品（g）		50〜70	80	100
歯の萌出の目安		乳歯が生え始める。	1歳前後で前歯が8本生えそろう。 離乳完了期の後半頃に奥歯（第一乳臼歯）が生え始める。	
摂食機能の目安	口を閉じて取り込みや飲み込みが出来るようになる。	舌と上あごで潰していくことが出来るようになる。	歯ぐきで潰すことが出来るようになる。	歯を使うようになる。

※衛生面に十分に配慮して食べやすく調理したものを与える

（厚生労働省『授乳・離乳の支援ガイド』2019年）

4 − 425　離乳食・はじめの 15 日間の進め方（例）

最初の離乳食は穀類から始める。特に米がゆは消化されやすいので使用しやすい。次に野菜，最後にたんぱく質源食品と順番に増やしていく。（3-310 参照）

栄養素別食品	1	2	3	4	5	6	7	8	9	10	11	12	13	14	15
エネルギー源食品グループ（例：つぶし粥）	⌒	⌒	⌒	⌒	⌒	⌒	⌒	→				5〜6さじまでふやす			
ビタミン・ミネラル食品グループ（例：かぼちゃ）						⌒	⌒	⌒	⌒	⌒	⌒	→ ふやしていく			
たんぱく質源食品グループ（例：とうふ）											⌒	⌒	⌒	⌒	⌒

4 − 426　離乳食の調理のポイント

離乳食は，乳児の食べる機能や消化能力の発達に応じて変化させていくことが大事である。離乳食開始から毎日のように食べる米がゆで，離乳食の進む流れをみると理解しやすい。

- 新鮮な食材を用意し，衛生的に清潔に調理する
- 少しずつ食品数と量を増やし，栄養のバランスに注意する
- 離乳の進行に応じた調理形態で，消化しやすく調理する
- 味つけは薄めにし，食材そのものの味を楽しむことができるようにする
- 油脂・砂糖は与えすぎないように注意する
- 離乳食は適温で与える

4 − 427　おかゆと軟飯の作り方

● おかゆ
　❶ 米は洗いとぎ，水を2〜3回とりかえ，一度ざるにあげ，水気を切る。
　❷ 厚手の鍋，または炊飯器に分量の水と米を入れ，30分以上はつけておき，米に十分な吸水をさせる。
　❸ 鍋で炊く場合の火加減は，沸騰するまで強火，沸騰したらふたを少しずらし，ふきこぼれないように
　　注意し，弱火で約1時間半位煮，火を止めて約15分むらす。
● 軟　飯
　❶ 米は洗いとぎ，水を2〜3回とりかえ，一度ざるにあげ，水気を切る。
　❷ 厚手の鍋，または炊飯器に分量の水と米を入れ，30分〜1時間つけておき，米に十分な吸水をさせる。
　❸ 鍋で炊く場合の火加減は，沸騰するまで強火，沸騰したら1分間強火のまま，次は中火よりやや弱火で，
　　約8〜10分，さらに弱火にして，約10〜12分してから火を止めて，約15分むらす。

	10倍がゆ	7倍がゆ	5倍がゆ （全がゆ）	4倍がゆ （硬がゆ）	軟　飯	ご　飯
米	1	1	1	1	1	1
水	10	7	5	4	3	1.2
ご飯の 硬さ						

4 − 428　大人の食事から離乳食への応用

離乳食だけをまとめて作って冷凍しておくこともできるが，家族で一緒の食材を食べて家族全体の
食を見直す観点から，大人の食事の一部を応用することも重要である。

大人の食事	（離乳食への応用）➡	離　乳　食
ごはん	➡ 水を加えて炊く	➡ おかゆ
味噌汁	➡ 味噌を入れる前の汁かまたは， 味噌汁を湯で倍以上に薄める	➡ 味噌汁
	➡ 具のじゃがいもをつぶす	➡ つぶしいも
白身魚の ホイル焼き	白身魚とかぼちゃ，たまねぎは ホイルに酒だけを入れてオーブ ンで焼いて蒸し，魚の皮や骨を とってほぐす。かぼちゃとたま ねぎは蒸し汁でつぶして硬さを 調節する	➡ 白身魚の ホイル焼き
おひたし	茹でたほうれんそうの葉先だけ を細かく切り，水溶き片栗粉や ヨーグルト等でとろみをつける	➡ おひたし

4－429　子ども用スプーンとフィーディングスプーン

保育者が幼児に与えるためのフィーディングスプーンはくぼみの少ないものを，幼児が自分で持ちたがる時期には柄の部分が太く，ボール部分が大きすぎないものを用意する。

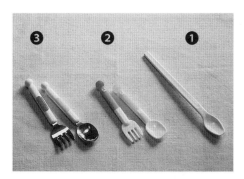

❶フィーディングスプーン：取り込みやすい平らなスプーン。幅は乳児の口角距離の2/3程度（約15～20mm）深さは2mmから⇨口唇での取り込みが上手になってから，乳幼児スプーン（ボウル部の深いもの）を試してみる。

❷子ども用スプーン：ボウル部はすくいやすくて乳児の口に入る大きさ，柄の長さは乳児の手の幅。持ちやすい重さ（ステンレスは重すぎて動作が困難なので始めのうちはプラスチック製が扱いやすい）。
　子ども用フォーク：柄の長さは乳児の手の幅。持ちやすい重さのもの。

❸離乳完了後，食事のほとんどを自分で食べられるようになった時用のスプーンとフォーク（例）。ステンレスでも上手に扱え，安定しているので使用しやすい。

5 - 501　食べるときの口の動き

食べものを前歯で噛み切ったり，唇を使ったりしてから口の中に取り込むことをさせる。次に唇を閉じて上顎前歯の裏側に舌で食べものを押しつけることを習慣化させていくようにするとよい。

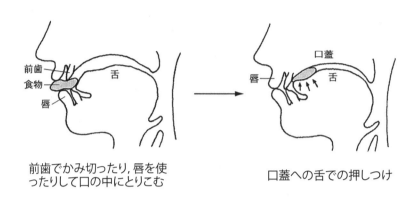

前歯でかみ切ったり，唇を使ったりして口の中にとりこむ　　　　　口蓋への舌での押しつけ

5 - 502　持ち方の変化

手指機能の発達に伴い，スプーンやフォークなどの握り方も"手のひら握り→指握り→鉛筆握り"へと変化する。手指機能が発達し，指先に力が入れられるようになってから箸を使うようにしていく。

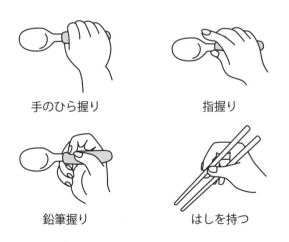

手のひら握り　　　　　　　指握り

鉛筆握り　　　　　　　　はしを持つ

5 - 503　1日のエネルギー配分例

1日のエネルギーの食事摂取基準は1〜2歳で男子950kcal，女子900kcal，3〜5歳で男子1300kcal，女子1250kcalであり，これを3回の食事と間食で配分して考えていく。

食事	1〜2歳		3〜5歳	
	男子	女子	男子	女子
朝　食	235	225	260	250
昼　食	285	270	390	375
夕　食	285	270	390	375
間　食	145	135	260	250

(kcal)

食事	幼児全体	1〜2歳	3〜5歳
朝　食	20〜25	25	20
昼　食	30	30	30
夕　食	30	30	30
間　食	15〜20	15	20

(%)

5 － 504　幼児の食品構成・調理形態・食べ方の一例

食事摂取基準に基づいて１日にどれくらい，どのようなものから栄養素を摂取したらよいかの目安を考え，これを３回の食事と間食に取り入れるようにすると，ほぼ１日量の栄養素摂取が可能となる。

食　品		1～2歳		3～5歳	
		1日量(g)	目安量	1日量(g)	目安量
たんぱく質源グループ	乳類(牛乳)	300～400	牛乳1½～2パック	300	牛乳1½パック
	卵　類	30	鶏卵Lサイズ½個	30	鶏卵Lサイズ½個
	魚介類	30	あじなら½切れ	40	かき(貝)なら大2個
	肉　類	30	薄切り1枚	40	ハムなら2枚
	種実類	5	ごまなら小さじ1	5	ピーナツなら5粒
	大豆・豆製品	30	納豆なら¾パック	40	納豆なら1パック
ビタミン・ミネラル源グループ	緑黄色野菜類	90	にんじん⅓本とほうれんそう大1株	90	かぼちゃ4cm角3切れ
	淡色野菜類	120	かぶ大1個と白菜1枚	150	カリフラワー1株とキャベツ中　葉1枚ときゅうり½本
	きのこ類	5	適宜	5	適宜
	海藻類	2	のりなら1枚	5	のり1枚とみそ汁1杯分のわかめ
	果実類	100	いちごなら中6～7粒	150	みかんなら中2個
エネルギー源グループ	穀類(米飯)	80	子ども茶碗軽く1杯	120	女性用茶碗軽く1杯
	穀類(ゆでうどん)	120	市販½玉強	180	市販1玉強
	穀類(パン)	50	8枚切り食パン1¼枚	70	6枚切り食パン1⅙枚
	いも類	40	中½個	60	中⅔個
	砂糖類	5	大さじ½	5	大さじ½
	油脂類	10	小さじ2½	15	大さじ1+小さじ½
	調味料	＊	適宜(薄味に)	＊	適宜(薄味に)
	菓子類	＊	間食の項目を参照	＊	
調理形態	硬　さ	前歯でかみ切り奥歯でつぶせるもの（煮物）		奥歯ですりつぶせるもの(野菜炒め)	
	大きさ	前歯でかみ切れる大きさ(円盤状：平らで丸ごと口に入らない)大小取り混ぜる			
	形	手づかみしやすい　→　スプーン　→　フォーク　→　はしで扱いやすいもの			
食べ方	手づかみ	中心			
	スプーン	中心			
	フォーク	併用			
	は　し	中心			
		1歳　　2歳　　3歳　　4歳　　5歳			

5 - 505　献立例

主食，主菜，副菜の 3 つを毎食組み合わせると。栄養のバランスが良好となる。さらに汁物がつ
けばより充実した献立となる。

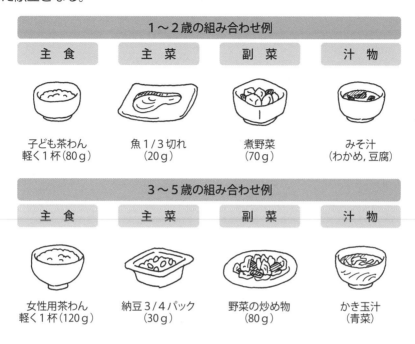

1 〜 2 歳の組み合わせ例

主　食	主　菜	副　菜	汁　物
子ども茶わん 軽く 1 杯（80 g）	魚 1 / 3 切れ （20 g）	煮野菜 （70 g）	みそ汁 （わかめ，豆腐）

3 〜 5 歳の組み合わせ例

主　食	主　菜	副　菜	汁　物
女性用茶わん 軽く 1 杯（120 g）	納豆 3 / 4 パック （30 g）	野菜の炒め物 （80 g）	かき玉汁 （青菜）

5 - 506　子どもの主要食物の摂取頻度

近年の国民健康・栄養調査の結果によれば，1 〜 6 歳の三大栄養素の摂取状況はほぼ良好であるが，
ナトリウムの過剰摂取，鉄，カルシウムの摂取不足が懸念されるものが少なくなかった。

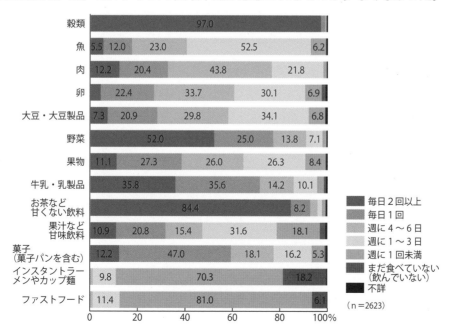

間食に市販品を用いる場合には，脂肪の多いもの，人工甘味料，着色料などの添加物を多用していないものを選ぶようにする。また，牛乳・乳製品や果物など自然のものと組み合せたい。

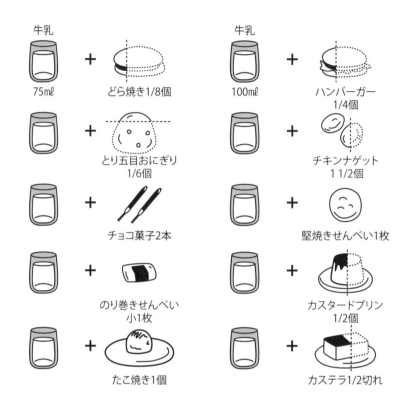

5 - 508　座った姿勢

テーブルの高さに合わせて，ちょうど胸か胸よりやや下の位置にくるような椅子を用意する。椅子は，両足が床または補助台にしっかりつき，肘が椅子の 90 度のところにくるように調節する。

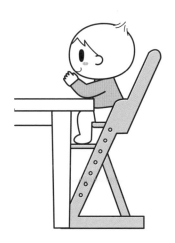

5 - 509　弁当箱の大きさと栄養量

〜 2 歳児は 350㎖サイズ，3 〜 5 歳児は 400 〜 450㎖サイズが適当である。弁当箱の容量とエネルギー量はほぼ比例し，年齢別 1 日の食事摂取基準から算出した昼食量がほぼとれる内容である。

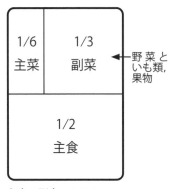

1/6 主菜	1/3 副菜
1/2 主食	

←野菜といも類，果物

主食：副食＝ 1 ： 1
副食→主菜：副菜＝ 1 :2

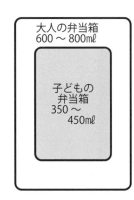

大人の弁当箱
600 〜 800㎖

子どもの弁当箱
350 〜 450㎖

子どもの弁当箱は 350 〜 450㎖が適当なサイズ。大人の弁当箱のおよそ半分のサイズ。裏の表示をよく見て購入。

6－601　身長の発育曲線（模式図）

身体発育の経過は，模式的に4期に区分することができる。第Ⅰ期が第一発育急進期，第Ⅱ期は8〜10歳くらいまでの時期，第Ⅲ期が第二発育急進期に相当，第Ⅳ期に再び穏やかとなり発育が止まる。

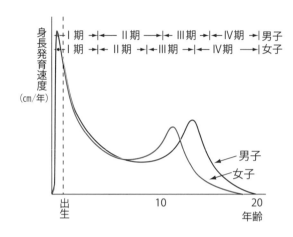

6－602　二次性徴の内容

第二次性徴とは，思春期になり性ホルモンの作用によって生じる男女それぞれの特徴をいう。発育加速現象や第二次性徴は，体格や栄養状態など個々の条件によって個人差がみられる。

女　性	男　性
乳房の発育 逆三角形の陰毛発生 皮下脂肪沈着　　など	声変わり 喉頭隆起 ひげの発生 臍を頂点とした陰毛発生 胸毛発生 筋肉の発達　など

6 - 603　朝食の摂取状況

朝食について,「食べないことがある」の割合は, 小学生が約 17%, 中学生が約 20%, そのうち「食べない日が多い」「食べない」では小学生が 2 ～ 3%, 中学生では約 5% となった。

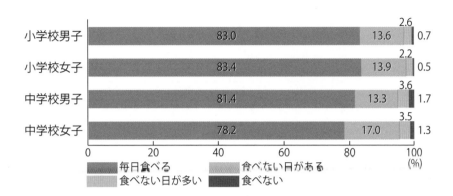

6 - 604　栄養教諭配置状況の推移

文部科学省の調査によれば, 2018（平成 30）年の公立の小・中学校の栄養教諭配置数は 6,324 人であるが, 栄養教諭の導入にあたっては地域によりその対応や特徴に差が見られる。

区　分	栄養教諭（人）	区　分	栄養教諭（人）	区　分	栄養教諭（人）
2005 年	34	2010 年	3,379	2015 年	5,356
2006 年	359	2011 年	3,853	2016 年	5,765
2007 年	986	2012 年	4,262	2017 年	6,092
2008 年	1,897	2013 年	4,624	2018 年	6,324
2009 年	2,663	2014 年	5,023		

（各年 4 月 1 日現在）

6 − 605　児童又は生徒一人一回当たりの学校給食摂取基準

「学校給食実施基準」（2021（令和 3）年一部改正）は，学校給食法に基づき，児童生徒の健康の増進及び食育の推進を図るために望ましい栄養量を算出したものである。

区　　　分		基　　準　　値			
		（6〜7歳）	（8〜9歳）	（10〜11歳）	（12〜14歳）
エ ネ ル ギ ー	(kcal)	530	650	780	830
たんぱく質	(%)	学校給食による摂取エネルギー全体の 13 〜 20%			
脂　　　質	(%)	学校給食による摂取エネルギー全体の 20 〜 30%			
ナトリウム (食塩相当量)	(g)	2 未満	2 未満	2.5 未満	2.5 未満
カルシウム	(mg)	290	350	360	450
マグネシウム	(mg)	40	50	70	120
鉄	(mg)	2.5	3	4	4
ビタミン A	(µg RAE)	170	200	240	300
ビタミン B$_1$	(mg)	0.3	0.4	0.5	0.5
ビタミン B$_2$	(mg)	0.4	0.4	0.5	0.6
ビタミン C	(mg)	20	20	25	30
食 物 繊 維	(g)	4 以上	5 以上	5 以上	6.5 以上

注1　表に掲げるもののほか，次に掲げるものについても示した摂取について配慮すること。
　　　亜鉛：児童（6〜7歳）2mg，児童（8〜9歳）2mg，児童（10〜11歳）2mg，生徒（12〜14歳）3mg
注2　この摂取基準は，全国的な平均値を示したものであるから，適用に当たっては，個々の健康及び生活活動等の実態並びに地域の実情等に十分配慮し，弾力的に運用すること。
注3　献立の作成に当たっては，多様な食品を適切に組み合わせるよう配慮すること。

7 - 701　生涯発達の考え方

ドイツの心理学者バルテスは，「生涯発達」(life-span-development) について「発達は全生涯を
通じて常に獲得（成長）と喪失（衰退）と結びついて起こる過程である」と定義している。

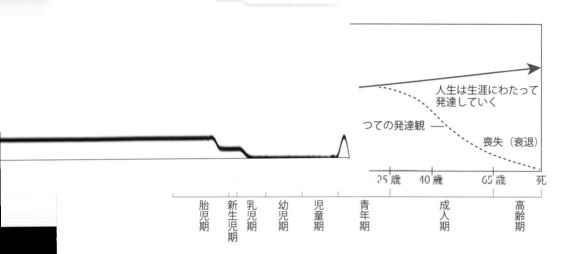

7 - 702　推定エネルギーの必要量

人間が発達を続けるため，また発達を阻害されないために，基準に沿った適切な食生活を心がける
ことが望ましい。食事摂取基準において，推定エネルギー必要量は 15 ～ 17 歳をピークに減少する。

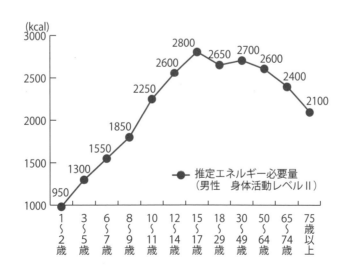

7－703　たんぱく質，カルシウム，

たんぱく質推奨量は15～17歳以降64歳まで変化はな
歳以降変化はない。カルシウムの推奨量は12～14歳，

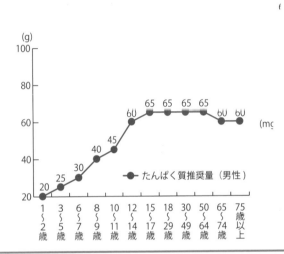

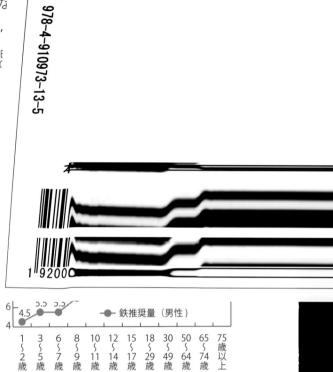

978-4-910973-13-5

7－704　ビタミン・ミネラルの食事摂取基準（男性）

乳児期，幼児期，学齢期以降においては，加齢に伴いエネルギーと脂質の摂取量は減少しても，た
んぱく質やビタミン，ミネラルが不足しないように主菜と副菜はしっかり摂るよう心がけたい。

年齢（歳）	脂溶性ビタミン				水溶性ビタミン		
	ビタミンA（μg RE/日）	ビタミンD（μg/日）	ビタミンE（mg/日）	ビタミンK（μg/日）	ビタミンB₁（mg/日）	葉酸（μg/日）	ビタミンC（mg/日）
	推奨量	目安量	目安量	目安量	推奨量	推奨量	推奨量
1～2歳	400	3.0	3.0	50	0.5	90	40
3～5歳	450	3.5	4.0	60	0.7	110	50
6～7歳	400	4.5	5.0	80	0.8	140	60
8～9歳	500	5.0	5.0	90	1.0	160	70
10～11歳	600	6.5	5.5	110	1.2	190	85
12～14歳	800	8.0	6.5	140	1.4	240	100
15～17歳	900	9.0	7.0	160	1.5	240	100
18～29歳	850	8.5	6.0	150	1.4	240	100
30～49歳	900	8.5	6.0	150	1.4	240	100
50～64歳	900	8.5	7.0	150	1.3	240	100
65～74歳	850	8.5	7.0	150	1.3	240	100
75歳以上	800	8.5	6.5	150	1.2	240	100

年齢（歳）	カリウム（mg/日）	カルシウム（mg/日）	鉄（mg/日）
	目安量	推奨量	推奨量
1～2歳	900	450	4.5
3～5歳	1000	600	5.5
6～7歳	1300	600	5.5
8～9歳	1500	650	7.0
10～11歳	1800	700	8.5
12～14歳	2300	1000	10.0
15～17歳	2700	800	10.0
18～29歳	2500	800	7.5
30～49歳	2500	750	7.5
50～64歳	2500	750	7.5
65～74歳	2500	750	7.5
75歳以上	2500	700	7.0

7 － 705　人のライフステージ

これまでの新生児・乳児・幼児・学齢・青年・妊娠・壮年・中年・高齢期というライフサイクルの捉え方が，胎児期からの栄養管理が注目されることで出生前から捉える流れに変化している。

7 － 706　妊娠中の体重増加指導の目安

妊娠中は胎児の発育の母体の変化に伴い体重は増加する。非妊娠時に肥満であったり妊娠後に増えすぎると難産や帝王切開率が高まる。低体重の場合も鉄欠乏性貧血や早産等のリスクが生じる。

妊娠前の体格[2]		体重増加量指導の目安
低体重（やせ）	BMI 18.5 未満	12 ～ 15kg
普通体重	BMI 18.5 以上 25.0 未満	10 ～ 13kg
肥満（1 度）	BMI 25.0 以上 30.0 未満	7 ～ 10kg
肥満（2 度以上）	BMI 30.0 以上	個別対応 （上限 5kgまでが目安）

＊1　「増加量を厳格に指導する根拠は必ずしも十分ではないと認識し，個人差を考慮したゆるやかな指導を心がける」産婦人科診療ガイドライン産科編 2020　CQ010　より
＊2　日本肥満学会の肥満度分類に準じた。

7－707　胎児の発育・発達の経過

胚期（卵体期）の終わりから受精後 2 週間から 8 週目ぐらいを胎芽期，胎芽期の終わりから出生までの時期を胎児期という。胎盤は妊娠 16 週頃には完成し，妊娠後期まで発育していく。

	この時期の胎児	発育 / 発達	妊娠 月・週	時期
ⓐ	赤ちゃんの入っている袋「胎嚢」ができる。超音波検査で心臓の拍動が確認できる。胎齢最初のカタチ。	**発育** 頭殿長 約9～14mm／体重 約1～4g／体重の目安 ぶどう1粒　**発達**「胎芽」らしい形で四肢が完成し始める。	第1月 0～7週（胎芽期）	妊娠初期／流産
ⓑ	頭，胴，足がはっきり分かれる二頭身（9週）。鼻，あご，唇が作られる（11週）	**発育** 頭殿長 約14～40mm／体重 約20g／体重の目安 いちご1粒　**発達** 人間らしい姿が生まれる。	3月 8～11週	
ⓒ	腎臓の働きにより飲み込んだ羊水を排泄する。各器官がほぼ完成（12週）骨や筋肉が発達する。	**発育** 体重 約100g／体重の目安 キウイ1個　**発達** 手足や内臓がほぼ完成し，味覚や嗅覚も発達。	4月 12～15週	
ⓓ	胎毛が全身に生える。前頭葉や神経が発達し，自分の意思で手足を動かす。心臓の音が外から聞こえる。	**発育** 頭殿長 約25cm／体重 約300g／体重の目安 りんご1個　**発達** 視覚や聴覚をつかさどる前頭葉がはっきりする。	5月 16～19週	妊娠中期
ⓔ	音が聞こえ始める。肺以外の内臓器官や脳細胞数はほぼ完成。	**発育** 頭殿長 約30～33cm／体重 約500～600g／体重の目安 夏みかん2個　**発達** 内耳が完成。呼吸様運動も見られるように。	6月 20～23週	
ⓕ	聴覚が完成。母親の心臓の音や声を聞き分けられる。視覚も発達する。脳の大脳皮質が発達し，自分の意思で動けるようになる。	**発育** 頭殿長 約32～35cm／体重 約500～600g／体重の目安 メロン1個　**発達** 聴覚や視覚が発達。自分の意思で動けるように。	7月 24～27週（胎児期）	早期産
ⓖ	嗅覚が発達し，羊水内のにおいを感じられる。手を握ったり開いたりできる。	**発育** 頭殿長 約40～41cm／体重 約1200～1700g／体重の目安 梨3個　**発達** 胎位が定まってくる。性別も観察できる。	8月 28～31週	妊娠後期
ⓗ	外からの刺激や音に対し，快，不快を示す。	**発育** 頭殿長 約46cm／体重 約2000～2400g／体重の目安 パイナップル1個　**発達** 万が一，早産しても助かる可能性が高くなるほど体の機能が発達	9月 32～35週	
ⓘ	内臓器官や神経系統などすべての機能が完成	**発育** 頭殿長 約50cm／体重 約3100g／体重の目安 すいか1個　**発達** すべての機能が完成。あとは誕生を待つのみ。	10月 36～39週	正期産
			40～43週	過産期

妊婦・授乳婦の食事摂取基準

妊娠中の食事摂取基準は，各個人の活動量に付加量が示されている。付加量は胎児と妊娠中の母体の変化に伴う増加分である。

				妊　婦				授乳婦			
化物		食物繊維	(g/日)	—	—	—	18以上	—	—	—	18以上
ビタミン	脂溶性	ビタミンA	(μg RAE/日)[5] (初期・中期)	+0	+0	—	—	+300	+450	—	—
			(後期)	+60	+80	—	—				
		ビタミンD	(μg/日)	—	—	8.5	—	—	—	8.5	—
		ビタミンE	(mg/日)[6]	—	—	6.5	—	—	—	7.0	—
		ビタミンK	(μg/日)	—	—	150	—	—	—	150	—
	水溶性	ビタミンB1	(mg/日)	+0.2	+0.2	—	—	+0.2	+0.2	—	—
		ビタミンB2	(mg/日)	+0.2	+0.3	—	—	+0.5	+0.6	—	—
		ナイアシン	(mg NE/日)	+0	+0	—	—	+3	+3	—	—
		ビタミンB6	(mg/日)	+0.2	+0.2	—	—	+0.3	+0.3	—	—
		ビタミンB12	(μg/日)	+0.3	+0.4	—	—	+0.7	+0.8	—	—
		葉酸	(μg/日)[7,8]	+200	+240	—	—	+80	+100	—	—
		パントテン酸	(mg/日)	—	—	5	—	—	—	6	—
		ビオチン	(μg/日)	—	—	50	—	—	—	50	—
		ビタミンC	(mg/日)	+10	+10	—	—	+40	+45	—	—
ミネラル	多量	ナトリウム	(mg/日)	600	—	—	—	600	—	—	—
		（食塩相当量）	(g/日)	1.5	—	—	6.5未満	1.5	—	—	6.5未満
		カリウム	(mg/日)	—	—	2,000	2,600以上	—	—	2,200	2,600以上
		カルシウム	(mg/日)	+0	+0	—	—	+0	+0	—	—
		マグネシウム	(mg/日)	+30	+40	—	—	+0	+0	—	—
		リン	(mg/日)	—	—	800	—	—	—	800	—
	微量	鉄	(mg/日) (初期)	+2.0	+2.5	—	—	+2.0	+2.5	—	—
			(中期・後期)	+8.0	+9.5	—	—				
		亜鉛	(mg/日)	+1	+2	—	—	+3	+4	—	—
		銅	(mg/日)	+0.1	+0.1	—	—	+0.5	+0.6	—	—
		マンガン	(mg/日)	—	—	3.5	—	—	—	3.5	—
		ヨウ素	(μg/日)[9]	+75	+110	—	—	+100	+140	—	—
		セレン	(μg/日)	+5	+5	—	—	+15	+20	—	—
		クロム	(μg/日)	—	—	10	—	—	—	10	—
		モリブデン	(μg/日)	+0	+0	—	—	+3	+3	—	—

1 エネルギーの項の参考表に示した付加量である。
2 妊婦個々の体格や妊娠中の体重増加量及び胎児の発育状況の評価を行うことが必要である。
3 ナトリウム（食塩相当量）を除き、付加量である。
4 範囲に関しては、おおむねの値を示したものであり、弾力的に運用すること。
5 プロビタミンAカロテノイドを含む。
6 α―トコフェロールについて算定した。α―トコフェロール以外のビタミンEは含んでいない。
7 妊娠を計画している女性、妊娠の可能性がある女性及び妊娠初期の妊婦は、胎児の神経管閉鎖障害のリスク低減のために、通常の食品以外の食品に含まれる葉酸（狭義の葉酸）を 400 μg/日摂取することが望まれる。
8 付加量は、中期及び後期にのみ設定した。
9 妊婦及び授乳婦の耐容上限量は、2,000 μg/日とした。

7 - 709　葉酸推奨量

妊婦の食生活においては，緑黄色野菜を積極的に食べて葉酸が不足しないようにすることが大事である。妊娠を計画している場合や妊娠初期には，サプリメントを利用するのもよい。

	成人女性	妊娠計画・可能性あり	妊娠初期	妊娠中期・後期	授乳期
サプリメントや強化食品に含まれる葉酸（プテロイルモノグルタミン酸）		400μg	400μg		
食事性葉酸				100μg	100μg
葉酸（プテロイルモノグルタミン酸）／食事性葉酸	240μg	240μg	240μg	240μg	240μg
合　計	240μg	400μg＋240μg	400μg＋240μg	480μg	340μg

7 - 710　呼吸刺激によるホルモンの作用

視床下部を通じて下垂体前葉から分泌するプロラクチンが乳腺における乳汁分泌を盛んにし，下垂体後葉から分泌するオキシトシンが乳腺を収縮させて乳汁を排出させる（泌乳反射）。

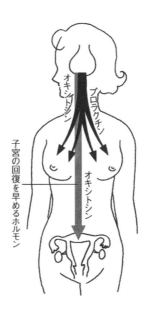

7－711　妊娠の食構成（目安例）

授乳期間中は，エネルギーならびに主食，主菜，副菜の適量摂取を心がけるとともに，水分を十分にとり，食事バランスガイドや食構成の一例を参考に，多種類の食品をバランスよく摂取する。

7－712　最初の 1000 日の栄養

妊娠中から子どもが 2 歳になるまで，すなわち胎児期からの 1000 日間の栄養環境が将来の健康状態に大きな影響を与える可能性のあることが指摘されている。

最初の 1000 日＝妊娠中（胎児）＋ 2 歳の誕生日まで

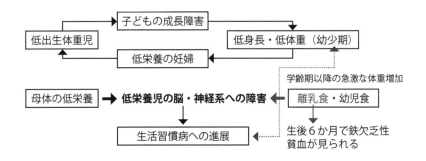

7 − 713　貧血予防に有効に働く食品成分

貧血予防のためには，鉄をはじめとして，血液を作るために必要なたんぱく質，ビタミン，ミネラルなどの栄養素をさまざまな食材から摂ることが大切である。

食品成分		多く含まれる食品
鉄	動物性食品	レバー，牛肉，いわし，かつお，さば，ししゃも，まぐろ，しじみ，あさり，，桜えび（干），卵黄
	植物性食品	緑黄色野菜，大豆，・大豆製品，ひじき（鉄釜），のり，ごま，プルーン
たんぱく質		肉類，魚介類，卵，牛乳・乳製品，大豆・大豆製品
ビタミンB₆		豚肉，鶏肉，いか，まぐろ，さけ，肝葉米，米ぬか，大豆，バナナ
ビタミンB₁₂		いわし，牡蠣，あさり，卵黄，牛乳，海藻
ビタミンC		キャベツ，パセリ，いも類，いちご，キウイフルーツ，オレンジ
葉酸		かき，卵黄，枝豆，ほうれん草，ブロッコリー，レタス，きのこ類
銅		牡蠣，えび，しらす干し，大豆，ごま，わかめ

8 - 801　経口補水療法の目安

軽度の脱水症の治療には，市販されているものでは OS-1，乳児用イオン飲料が適している。手に入りにくい場合には，LGS を作って与える。中度以上の脱水症では医師による治療を受ける。

8 - 802　発熱の進み方と離乳食の与え方

子どもの発熱の原因はほとんどが感染症であり，90% 以上はウイルスによる感染である。発熱の経過を観察したうえで対応する。消化吸収力が落ちているので "無理強いはしない" が原則である。

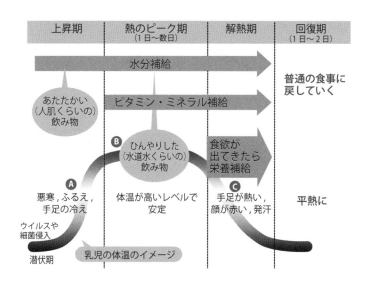

8 - 803　嘔吐時の飲ませ方・食べさせ方（例）

子どもが吐くことはめずらしいことではない。病的なものなのか，そうでないかを見極めることが大切である。少量ずつであれば水分補給が可能なこともあり，状態を見ながら与えるようにする。

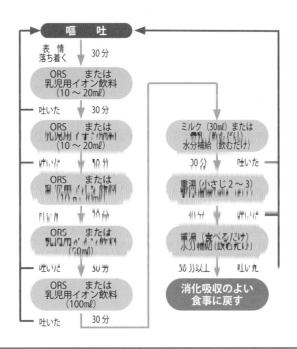

8 - 804　便秘の悪循環が起こるわけ

便秘は，排便時に困難を伴って排便が難しい場合のことをいう。排便回数にはこだわらない。器質的便秘と機能性便秘に分類される。

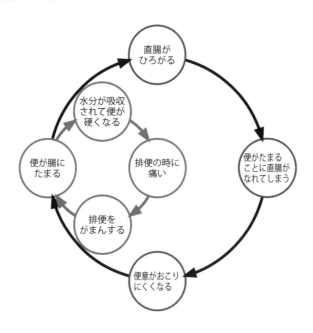

8 – 805　ヘモグロビン

鉄欠乏性貧血を生じる疾患はさまざまである。症状は食欲低下，元気がない，精神発達運動遅延，異食症などが見られるが，診断はヘモグロビン（Hb）値でされる。

| 15 歳 | 12.6 | 16.5 | 15 歳 | 11.8 | 14.9 |

8 – 806　ヘム鉄，非ヘム鉄，ビタミン C を多く含む食物

離乳食には，吸収の良いヘム鉄を多く含む赤身魚や赤身肉，レバーなどを積極的に与える。野菜，穀類，豆，卵などに含まれる非ヘム鉄はたんぱく質やビタミン C とともに与えると吸収率が上がる。

ヘム鉄の多い食物	赤身魚（かつお，まぐろ，ぶり，あじ，いわし，さんま，さば等） 赤身肉，レバー，牡蠣
非ヘム鉄の多い食物	ほうれん草，小松菜，ブロッコリー，菜の花，大豆，大豆製品（きな粉），卵
ビタミンCの多い食物	ブロッコリー，キャベツ，モロヘイヤ，柿，みかん，いちご，オレンジ，さつまいも，じゃが芋

8 − 807　注意したい体重の推移（肥満）

胎児期の環境や乳幼児期の栄養とその後の生活習慣病との関連が問題視されている。成長曲線の身長の推移に比べて，体重の推移だけが大きいまたは急に上昇する場合には肥満予防を心がける。

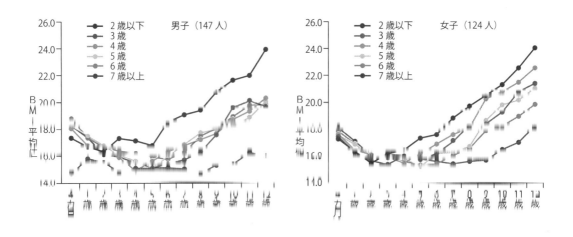

8 − 808　やせのタイプ

やせとは，身長に比べ体重が少ない状態をいう。疾患を抱えていることが多いが，食事が不十分の場合もあるので，保育者は健康なやせなのか，問題のあるやせなのかを判断する力が求められる。

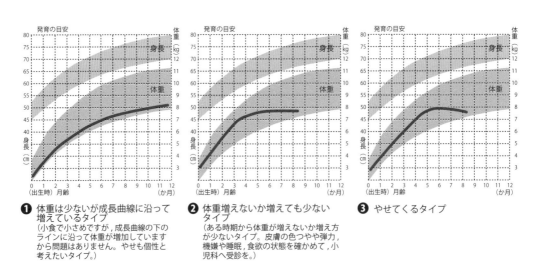

❶ 体重は少ないが成長曲線に沿って増えているタイプ
（小食で小さめですが，成長曲線の下のラインに沿って体重が増加していますから問題はありません。やせも個性と考えたいタイプ。）

❷ 体重増えないか増えても少ないタイプ
（ある時期から体重が増えないか増え方が少ないタイプ。皮膚の色つやや弾力，機嫌や睡眠，食欲の状態を確かめて，小児科へ受診を。）

❸ やせてくるタイプ

8 − 809　出生体重による新生児分類

出生体重 2,500g 未満の子どもを低出生体重児と呼ぶ。このうち 1,500g 未満を極低出生体重児，1,000g 未満を超低出生体重児と分類される。

8 − 810　食中毒の種類

食中毒とは，「病原微生物や有害な化学物質あるいは有毒な成分を含む食品や飲料水を摂取した結果生じる急性の健康障がい（下痢・腹痛・嘔吐など）」のことをいう。

病原微生物による食中毒

- 細菌性
  感染型（食品中に増殖した細菌の摂取）：
      下痢原性大腸菌（病原性大腸菌），サルモネラ，腸炎ビブリオなど
  毒素型（増殖した細菌が出した毒素を摂取）：
      黄色ブドウ球菌，ボツリヌス菌，セレウス菌
- ウイルス性：ノロウイルス，A型肝炎ウイルス
- 原虫：クリプトスポリジウムなど

化学物質による食中毒

- 有機水銀（水俣病）
- 砒素（森永砒素ミルク中毒）
- 残留農薬など

自然毒による食中毒

    動物の体内や植物内に含まれる毒性物質を摂取することで起こる食中毒。
- 動物性（ふぐ毒，貝毒など）
- 植物性（毒キノコ，じゃがいもの芽，青梅など）

8 － 811　乳幼児に気をつけたい食中毒など

子どもは大人と違って対抗力が弱いので，食品の取り扱いや調理の際には衛生面への配慮が大切である。食中毒予防の三原則は「つけない，増やさない，やっつける」である。

分類	食中毒菌等	原因食品	症　状	予防法，その他の特徴
細菌性食中毒（感染型）	サルモネラ	肉（特に鶏肉）卵	腹痛・下痢発熱	十分加熱（75℃，1分以上）潜伏期間 8 ～ 48 時間（爬虫類は腸内に高率に保有。みどりが………）
	カンピロバクター	肉（特に鶏肉）飲料水生野菜	頭痛・不快感吐き気・腹痛下痢・発熱	調理器具の熱湯消毒・乾燥食肉の十分加熱（75℃1分以上）潜伏期間 2 ～ 11 日乳児の細菌性下痢のトップ少量の菌でも食中毒
	病原性大腸菌（O-157 を含む）	生肉及びその加工品井戸水	下痢・腹痛嘔吐	食品の十分加熱（75℃1分以上）
	腸炎ビブリオ	海産魚介類	腹痛・下痢	潜伏期間2時間～半日くらい60℃ 10 分加熱で死滅3 ～ 5%食塩濃度で増殖促進，増殖速度が速い真水，酸，熱に弱い
細菌性食中毒（生体内毒素型）	ウェルシュ菌	煮込み料理大量に調理したカレー，シチューなど	腹痛・下痢	潜伏期間 6 ～ 18 時間嫌気性芽胞菌調理後速やかに食べる100℃ 3 時間加熱でも芽胞は生息
細菌性食中毒（毒素型）	黄色ブドウ球菌	化膿した傷・にきび・おでき等を触った手指	嘔吐・腹痛下痢	100℃ 30 分でも死滅しない潜伏期間 30 分～ 6 時間再加熱しても予防できない
	ボツリヌス菌	はちみつ（井戸水）	3 日以上の便秘吸乳力が弱い泣き声が弱い呼吸困難	1 歳未満に与えない乳児ボツリヌス症乳児特有の病気
	セレウス菌（嘔吐型）	米飯，ピラフ，スパゲティ	嘔吐	芽胞は 100℃ 30 分でも死滅しない潜伏期 30 分～ 6 時間下痢型もある
ウイルス性食中毒	ノロウイルス	感染したヒトや動物の汚物貝類（牡蠣など）	吐き気・嘔吐下痢・腹痛発熱	潜伏期間は 24 ～ 48 時間手洗いの徹底，器具の消毒適切な加熱（85℃～ 90℃，90 秒以上）

8 − 812　食物アレルギーのメカニズム

食物アレルギーは，食物が体に有毒な症状を引き起こしてしまうことで，「原因食物を摂取した後に免疫学的機序を介して生体にとって不利益な症状が惹起される現象」と定義されている。

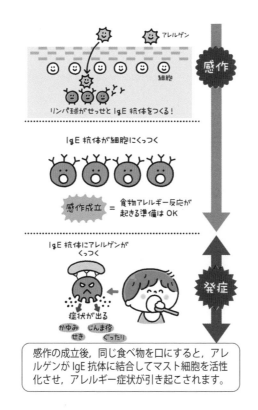

感作の成立後，同じ食べ物を口にすると，アレルゲンが IgE 抗体に結合してマスト細胞を活性化させ，アレルギー症状が引き起こされます。

8 − 813　食物により引き起こされる生体に不利益な反応の分類

不利益な症状のうち，免疫学的機序を介さない食中毒，毒性食物による反応，食物不耐症（仮性アレルゲン，酵素異常症など）は食物アレルギーとは言わない。

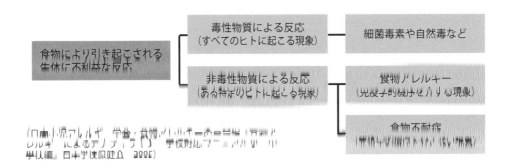

（日本小児アレルギー学会：食物アレルギーによる委員編『食物アレルギーによるアナフィラキシー 学校対応マニュアル 小・中学校編』日本学校保健会 2005）

8 − 814　食物アレルギーにおけるアレルゲンの吸収と症状

食物アレルギーにおけるアレルゲン（食物抗原）の主な侵入経路は，小腸から体に入って症状を引き起こす小腸粘膜経路と，口腔粘膜から体に入って症状を引き起こす口腔粘膜経路の二つがある。

	小腸経由	口腔粘膜経由
特　徴	●多くの食物アレルギーの場合	●果物・野菜など ●口腔アレルギー症候群（OAS） ●元々は花粉に対して反応
アレルゲンタンパクの特徴	胃酸・消化酵素に対して安定（鶏卵：オボムコイドや牛乳：カゼインなど）	熱・消化に不安定
症状出現時間	30分から2時間程度のことが多い	5分以内

8 - 815　食物アレルゲンの吸収と症状出現臓器

小腸粘膜経路では，小腸で吸収されるときに抗原となる蛋白またはペプチドが吸収され，血液により各臓器に運ばれ症状が現れる。口腔粘膜経路では，接触蕁麻疹の形をとる。

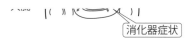

8 - 816　食物アレルギーによる主な症状

症状の現れ方は，食べた直後〜2時間ぐらいがほとんどで即時型症状と呼ばれる。日本における食物アレルギー有病率は，乳児が約 10 %，3 歳児で約 5 %，学童以降が 1.3 〜 2.6 % 程度と考えられる。

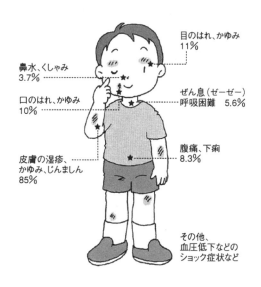

8 － 817　診断の流れ

食物アレルギーの診断と治療は，必ず専門医と栄養士のもとで行う。治療の基本は「必要最小限の原因物質の除去」であり，そのために適切な「食物経口負荷試験」を基準とした診断が行われる。

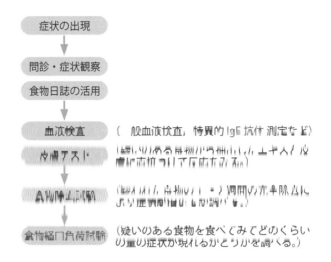

8 － 818　アレルギー表示対象品目

食品表示法では，食物アレルギー症状を引き起こすことが明らかな食品のうち，7品目を表示義務のある「特定原材料」に，20品目を表示が推奨される「特定原材料に準ずるもの」と定めている。

義務表示
えび，かに，小麦，そば，卵，乳，落花生（ピーナッツ）
推奨表示
アーモンド，あわび，いか，いくら，オレンジ，カシューナッツ，キウイフルーツ，牛肉，くるみ，ごま，さけ，さば，大豆，鶏肉，バナナ，豚肉，まつたけ，もも，やまいも，りんご，ゼラチン

8－819　アレルギーの原因除去食品と代替食品

小児期の即時型食物アレルギーの3大原因食品は鶏卵, 牛乳, 小麦で全体の2／3を占める。この他, ピーナッツ, 果物, 甲殻類, そば, 魚卵（いくら）が上位を占める。

加工食品のアレルギー表示	エッグ, マヨネーズ, オムライス, 親子丼など ■鶏卵を含まず, 食べられるもの （紛らわしい表示） 卵殻カルシウム（焼成, 未焼成とも）	脱脂粉乳, 乳酸菌飲料, 乳糖など ■牛乳を含まず, 食べられるもの （紛らわしい表示） 乳化剤, 乳酸カルシウム 乳酸ナトリウム, 乳酸菌	パン, うどんなど ■小麦を含まず, 食べられるもの （紛らわしい表示） 麦芽糖
調理上の特性と調理の工夫	■肉料理のつなぎ 使用しないか, でんぷん, すりおろしたいもで代用する。 ■揚げものの衣 鶏卵を使用せず, 水とでんぷんの衣で揚げる。 ■洋菓子の材料 ゼラチンや寒天, でんぷんで代用する。ケーキなどは重曹やベーキングパウダーで膨らませる。 ■料理の彩り カボチャやトウモロコシ, パプリカで代用する。	■ホワイトソースなどの料理 ルウはすりおろしたいもで代用する。アレルギー用マーガリンと小麦粉や米粉, でんぷんで手作りする。または市販のアレルギー用ルウを利用する。 ■洋菓子の材料 豆乳やココナッツミルク, アレルギー用ミルクで代用する。	■ルウ 米粉やでんぷんで代用する。 ■揚げものの衣 下味をつけ, 水とでんぷんの衣で揚げる。米粉パンのパン粉や砕いた春雨でも代用する。 ■パンやケーキの生地 米粉や雑穀粉, いもやおからなどを生地として代用する。

8 - 820　年齢群別原因食物（粗集計内訳）

日本における原因食品は, 0歳で鶏卵, 牛乳, 小麦, 1–2歳で鶏卵, 牛乳, 木の実類, 3–6歳で木の実類, 牛乳, 鶏卵の順に多い。近年木の実類の増加が目立ってきている。

	0歳 (1,876)	1・2歳 (1,435)	3-6歳 (1,525)	7-17歳 (906)	≧18歳 (338)
1	鶏卵　60.6	鶏卵　36.3	木の実類　27.8	牛乳　16.9	小麦　22.5
2	牛乳　24.8	牛乳　17.6	牛乳　16.0	木の実類　16.8	甲殻類　16.9
3	小麦　10.8	木の実類　15.4	鶏卵　14.7	鶏卵　14.5	果実類　9.8
4		魚卵　8.2	落花生　12.0	甲殻類　10.2	魚類　7.7
5		落花生　6.6	魚卵　10.3	落花生　9.1	木の実類　5.8
6		小麦　5.8	小麦　6.7	果実類　7.8	牛乳　5.0
7				小麦　7.0	
小計 (%)	96.2	89.0	87.6	83.8	67.9

注：各年齢群で5%以上の頻度の原因食物を示した。また, 小計は各年齢群で表記されている原因食物の頻度の集計である。原因食物の頻度（%）は少数第2位を四捨五入したものであるため, その和は小計と差異を生じる。

(消費者庁「食物アレルギーに関連する食品表示に関する調査研究事業報告書」2022〈令4〉)

8 - 821　即時型食物アレルギーの年齢分布

食物アレルギーは, 乳児から大人まで年齢を問わず発症するが, わが国では乳幼児期の患者数がきわめて多い。中でも0歳児が最も多く, 5歳以下で80%, 10歳以下で90%を占める。

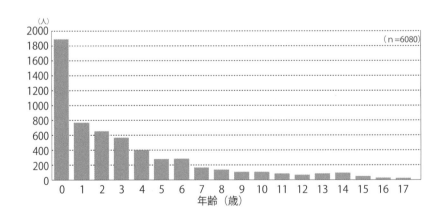

(消費者庁「食物アレルギーに関連する食品表示に関する調査研究事業報告書」2022〈令4〉)

保育所では「保育所におけるアレルギー対応ガイドライン」，学校では「学校におけるアレルギー疾患取り組みガイドライン」をもとにした対応を基本とする。

のため，給食対応は煩雑となり誤食事故が発生しやすい現状がある。

8 − 823　保育所におけるアレルギー疾患生活管理指導表

保育所における子どものアレルギー対応に関して，保育所と医師・保護者間の大切なコミュニケーションツールとなるもので，特別な配慮や管理が必要な子どもに限って作成される。

（参考様式）
※「保育所におけるアレルギー対応ガイドライン」（2019年改訂版）
保育所におけるアレルギー疾患生活管理指導表　（食物アレルギー・アナフィラキシー・気管支ぜん息）

名前　　　　　男・女　　　年　　月　　日生（　　歳　　ヶ月）　　　　　組

※この生活管理指導表は，保育所の生活において特別な配慮や管理が必要となった子どもに限って，医師が作成するものです。

★保護者
電話：
★連絡医療機関
電話：
緊急連絡先

記載日　　年　月　日
医師名
医療機関名
電話

病型・治療

A．食物アレルギー病型
1．食物アレルギーの関与する乳児アトピー性皮膚炎
2．即時型
3．その他（新生児・乳児消化管アレルギー・口腔アレルギー症候群・食物依存性運動誘発アナフィラキシー・その他：　）

B．アナフィラキシー病型
1．食物（原因：　）
2．その他（医薬品・食物依存性運動誘発アナフィラキシー・ラテックスアレルギー・昆虫・動物のフケや毛）

C．原因食品・除去根拠
該当する食品の番号に○をし，かつ《　》内に除去根拠を記載
1．鶏卵　　　《　》　　　［除去根拠］該当するものを全て《　》内に番号を記載
2．牛乳・乳製品《　》　　①明らかな症状の既往
3．小麦　　　《　》　　　②食物負荷試験陽性
4．ソバ　　　《　》　　　③IgE抗体等検査結果陽性
5．ピーナッツ《　》　　　④未摂取
6．大豆　　　《　》
7．ゴマ　　　《　》
8．ナッツ類*　《　》（すべて・クルミ・カシューナッツ・アーモンド・　）
9．甲殻類*　　《　》（すべて・エビ・カニ・　）
10．軟体類・貝類*《　》（すべて・イカ・タコ・ホタテ・アサリ・　）
11．魚卵*　　　《　》（すべて・イクラ・タラコ・　）
12．魚類*　　　《　》（すべて・サバ・サケ・　）
13．肉類*　　　《　》（鶏肉・牛肉・豚肉・　）
14．果物類*　　《　》（キウイ・バナナ・　）
15．その他　　　《　》
「*は（　）の中の該当する項目に○をするか具体的に記載すること」

D．緊急時に備えた処方薬
1．内服薬（抗ヒスタミン薬，ステロイド薬）
2．アドレナリン自己注射薬「エピペン®」
3．その他（　）

保育所での生活上の留意点

A．給食・離乳食
1．管理不要
2．管理必要（管理内容については，病型・治療のC．欄及びE．欄を参照）

B．アレルギー用調整粉乳
不要　下記該当ミルクに○，又は（　）内に記入
必要　ミルフィーHP・ニューMA-1・MA-mi・ペプディエット・エレメンタルフォーミュラ
その他（　）

C．除去食品においてより厳しい除去が必要なもの
病型・治療のC．欄で除去の際に，より厳しい除去が必要となるもののみに○をつける
※本欄に○がついた場合，給食対応が困難となる場合があります。
1．鶏卵：　　卵殻カルシウム
2．牛乳・乳製品：乳糖
3．小麦：　　醤油・酢・麦茶
4．大豆：　　大豆油・醤油・味噌
5．ゴマ：　　ゴマ油
6．魚類：　　かつおだし・いりこだし
7．肉類：　　エキス

D．食物・食材を扱う活動
1．管理不要
2．原因食材を教材とする活動の制限（　）
3．調理活動時の制限（　）
4．その他（　）

E．特記事項
（その他に特別な配慮や管理が必要な事項がある場合には，医師が保護者と相談のうえ記載。対応内容は保育所が保護者と相談のうえ決定）
電話

病型・治療

A．症状のコントロール状態
1．良好
2．比較的良好
3．不良

B．長期管理薬（短期追加治療薬を含む）
1．ステロイド吸入薬
　剤形：
　投与量（日）：
2．ロイコトリエン受容体拮抗薬
3．DSCG吸入薬
4．ベータ刺激薬（内服・貼付薬）
5．その他（　）

C．急性増悪（発作）治療薬
1．ベータ刺激薬吸入
2．ベータ刺激薬内服
3．その他（　）

D．急性増悪（発作）時の対応（自由記載）

保育所での生活上の留意点

A．寝具に関して
1．管理不要
2．防ダニシーツ等の使用
3．その他の管理が必要（　）

B．動物との接触
1．管理不要
2．動物への反応が強いため不可
　動物名（　）
3．飼育活動等の制限（　）

C．外遊び，運動に対する配慮
1．管理不要
2．管理必要（　）

D．特記事項
（その他に特別な配慮や管理が必要な事項がある場合には，医師が保護者と相談のうえ記載。対応内容は保育所が保護者と相談のうえ決定）

記載日　年　月　日
医師名
医療機関名
電話

●保育所における日常の取り組み及び緊急時の対応に活用するため，本表に記載された内容を保育所の職員及び消防機関・医療機関等と共有することに同意します。
　同意する
　同意しない

保護者氏名

アナフィラキシー（あり・なし）　食物アレルギー（あり・なし）　気管支ぜん息（あり・なし）

8 - 824　食物アレルギー症状への対応の手順

症状の緊急度によって対応は異なるが,「緊急性が高いアレルギー症状」の有無を判断することが
重要で, その症状が見られる場合は急ぎ対応を開始する。

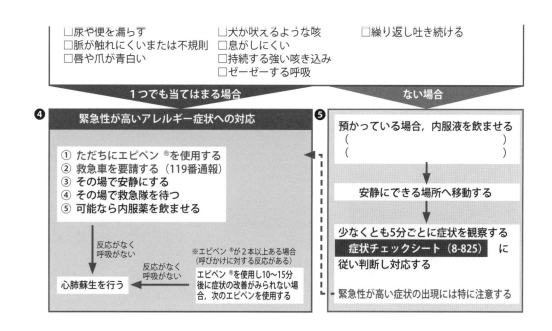

8－825　症状チェックシート

「緊急性が高いアレルギー症状」が見られない場合でも，詳しい症状を経過観察し，その程度に基づいて対応を決定するようにすることが大事である。

● 迷ったらエピペン ®を使用する
● 症状は急激に変化する可能性がある
● 少なくとも5分ごとに症状を注意深く観察する
　　　の症状が1つでも当てはまる場合，エピペン ®を使用する
　　　　　　　　　（内服薬を飲んだ後にエピペンを使用しても問題ない）
● 症状のチェックは緊急性が高い，左の欄から行う（ ▨▨▨ → ☐ → ▨▨ ）

全身の症状	□ ぐったり □ 意識もうろう □ 尿や便を漏らす □ 脈が触れにくいまたは不規則 □ 唇や爪が青白い		
呼吸器の症状	□ のどや胸がしめ付けられる □ 声がかすれる □ 犬が吠えるような咳 □ 息がしにくい □ 持続する強い咳き込み □ ゼーゼーする呼吸	□ 数回の軽い咳	
消化器の症状	□ 持続する強い（がまんできない）お腹の痛み □ 繰り返し吐き続ける	□ 中程度のお腹の痛み □ 1〜2回の嘔吐 □ 1〜2回の下痢	□ 軽い（がまんできる）お腹の痛み □ 吐き気
目・口・鼻・顔の症状	**上記の症状が1つでも当てはまる場合**	□ 顔全体の腫れ □ まぶたの腫れ	□ 目のかゆみ，充血 □ 口の中の違和感，唇の腫れ □ くしゃみ，鼻水，はなづまり
皮膚の症状		□ 強いかゆ □ 全身に広がるじんま疹 □ 全身が真っ赤	□ 軽度のかゆみ □ 数個のじんま疹 □ 部分的な赤み
		1つでも当てはまる場合	**1つでも当てはまる場合**
	① ただちにエピペン ®を使用 ② 救急車を要請（119番） ③ その場で安静を保つ ④ その場で救急隊を待つ ⑤ 可能なら内服薬を飲ませる （　　　　　　　　）	① 内服液を飲ませ，エピペン ®を準備 （　　　　　　　　） ② 速やかに医療機関を受診 （救急車の要請も考慮） （　　　　　　　　） ③ 医療機関に到着するまで少なくとも5分間ごとに症状の変化を観察。▨ の症状が1つでも当てはまる場合，エピペン ®を使用	① 内服液を飲ませる （　　　　　　　　） （　　　　　　　　） ② 少なくとも1時間は，5分間ごとに症状の変化を観察し，症状の改善がみられない場合は医療機関を受診 （　　　　　　　　）
	ただちに救急車で医療機関へ搬送	速やかに医療機関を受診	安静にし注意深く経過観察

8 - 826　一般向けエピペンの適応

エピペンは,アナフィラキシー症状の進行を一時的に緩和し,ショックを防ぐための補助治療剤（アドレナリン自己注射薬）で,出現リスクの高い患者は医師により処方され保有できる。

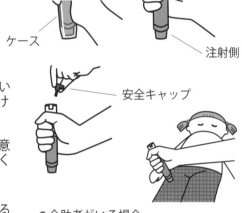

- 柄を手に「グー」と握る
- 握ったら,できる限り持ち替えない

ケース

注射側

③ **注射部位を決めてから,安全キャップを引き抜く**
- 自分の位置と反対側の太ももが打ちやすい
- 注射部位は,太もも前外側,足の付け根と膝の中央
- ズボンを脱がせる必要はない
- ポケット内のものに当たらないよう注意
- 青い安全キャップを,真っ直ぐ引き抜く

安全キャップ

④ **太ももに注射する**
- オレンジ色の先端を目標位置に軽くあてる
- そのまま垂直にグッと押し付ける
- "パン！"と音がしたら押し当てたまま5秒間待つ

●介助者がいる場合

⑤ **注射完了の確認**
- エピペン®を太ももからゆっくり離す
- オレンジ色のニードルカバーが伸びていれば注射完了
- 伸びていなければ③に戻る
- 使用後のエピペンは,病院に持っていく

介助者は,子どもの太ももの付け根と膝をしっかり押さえ,動かないように固定する。

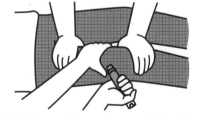

注射前

注射後

⑥ **観察と記録**
- 注射部位は,軽く揉む
- 注射した時間を記録
- 症状をよく観察する（分単位で変化する）

効果は1〜2分で出現し,15〜20分持続する

8－827　WHO（世界保健機関）の2001年「国際生活分類」（ICF）

WHO（世界保健機関）は「障害は誰もがなりうるもの」という考えに立ち，障害を「身体機能・構造」だけでなく，「活動」や「参加」の状況からも理解していこうとする方向性を示している。

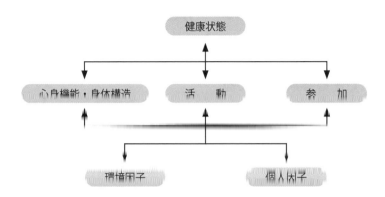

8－828　学会分類（2013）

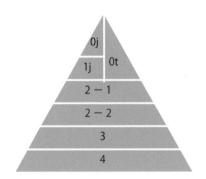

8 − 829　学会分類（食事）早見表

食事形態は，摂食機能の発達年齢に応じて準備する。摂食機能と摂食行動を確認し，最も適した食事形態の提供と介助が発達を促すことにもつながるからである。

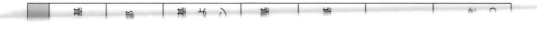

コード	名称	形態	目的・特色	主食の例
0j	嚥下訓練食品0j	・均質で，付着性・凝集性・かたさに配慮したゼリー・離水が少なく，スライス状にすくうことが可能なもの	・重度の症例に対する評価・訓練用・少量をすくってそのまま丸呑み可能・残留した場合にも吸引が容易・たんぱく質含有量が少ない	
0t	嚥下訓練食品0t	・均質で，付着性・凝集性・かたさに配慮したとろみ水（原則的には，中間のとろみ*のどちらかが適している）	・重度の症例に対する評価・訓練用・少量ずつ飲むことを想定・ゼリー丸呑みで誤嚥したりゼリーが口中で溶けてしまう場合・たんぱく質含有量が少ない	
1j	嚥下調整食1j	・均質で，付着性，凝集性，かたさ，離水に配慮したゼリー・プリン・ムース状のもの	・口腔外で既に適切な食塊状となっている（少量をすくってそのまま丸呑み可能）・送り込む際に多少意識して口蓋に舌を押し付ける必要がある・0jに比し表面のざらつきあり	おもゆゼリー、ミキサー粥のゼリー　など
2-1	嚥下調整食2-1	・ピューレ・ペースト・ミキサー食など，均質でなめらかで，べたつかず，まとまりやすいもの・スプーンですくって食べることが可能なもの	・口腔内の簡単な操作で食塊状となるもの（咽頭では残留，誤嚥をしにくいように配慮したもの）	粒がなく、付着性の低いペーストのおもゆや粥
2-2	嚥下調整食2-2	・ピューレ・ペースト・ミキサー食などで，べたつかず，まとまりやすいもので不均質なものも含む・スプーンですくって食べることが可能なもの	・口腔内の簡単な操作で食塊状となるもの（咽頭では残留，誤嚥をしにくいように配慮したもの）	やや不均質（粒がある）でもやわらかく、離水もなく付着性も低い粥類
3	嚥下調整食3	・形はあるが，押しつぶしが容易，食塊形成や移送が容易，咽頭でばらけず嚥下しやすいように配慮されたもの・多量の離水がない	・舌と口蓋間で押しつぶしが可能なもの・押しつぶしや送り込みの口腔操作を要し（あるいはそれらの機能を賦活し），かつ誤嚥のリスク軽減に配慮されているもの	離水に配慮した粥　など
4	嚥下調整食4	・かたさ・ばらけやすさ・貼りつきやすさなどのないもの・箸やスプーンで切れるやわらかさ	・誤嚥と窒息のリスクを配慮して素材と調理方法を選んだもの・歯がなくても対応可能だが，上下の歯槽提間で押しつぶすあるいはすりつぶすことが必要で舌と口蓋間で押しつぶすことは困難	軟飯・全粥　など

学会分類2021は、概説・総論、学会分類2021（食事）、学会分類2021（とろみ）から成り、それぞれの分類には早見表を作成した。
本表は学会分類2021（食事）の早見表である。本表を使用するにあたっては必ず「嚥下調整食学会分類2021」の本文を熟読されたい。
*上記0tの「中間のとろみ・濃いとろみ」については、学会分類2021（とろみ）を参照されたい。

8－830　学会分類 2021（とろみ）早見表

飲み込みにくいものでも柔らかく煮たり，裏ごしやペースト状にしやすい調理器具を用いるなどして食べられるよう，食品の幅を広げるようにする。嚥下補助食品やとろみ調整食品の利用もよい。

	段階1 薄いとろみ	段階2 中間のとろみ	段階3 濃いとろみ
英語表記	Mildly thick	Moderately thick	Extremely thick
性状の説明 （飲んだとき）	・「drink」するという表現が適切なとろみの程度 ・口に入れると口腔内に広がる液体の種類・味や温度によっては，とろみが付いていることがあまり気にならない場合もある ・飲み込む際に大きな力を要しない ・ストローで容易に吸うことができる	・明らかにとろみがあることを感じ，かつ「drink」するという表現が適切なとろみの程度 ・口腔内での動態はゆっくりですぐには広がらない ・舌の上でまとめやすい ・ストローで吸うのは抵抗がある	・明らかにとろみが付いていて，まとまりがよい ・送り込むのに力が必要 ・スプーンで「eat」するという表現が適切なとろみの程度 ・ストローで吸うことは困難
性状の説明 （見たとき）	・スプーンを傾けるとすっと流れ落ちる ・フォークの歯の間から素早く流れ落ちる ・カップを傾け，流れ出た後には，うっすらと跡が残る程度の付着	・スプーンを傾けるととろとろと流れる ・フォークの歯の間からゆっくりと流れ落ちる ・カップを傾け，流れ出た後には，全体にコーティングしたように付着	・スプーンを傾けても，形状がある程度保たれ，流れにくい ・フォークの歯の間から流れ出ない ・カップを傾けても流れ出ない（ゆっくりと塊となって落ちる）
粘度（mPa・s）	50 － 150	150 － 300	300 － 500
LST値（mm）	36 － 43	32 － 36	30 － 32
シリンジ法による残留量（ml）	2.2 － 7.0	7.0 － 9.5	9.5 － 10.0

8－831　さまざまな自助具

介助者は，障がいのある子どもが「自分の力で食べること」を支援することが大切である。そのために必要に応じて食事用自助具の使用を試みる。

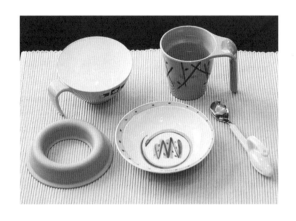

8 - 832　食事時の姿勢

食事開始 30 分以上前には離床し, 排泄, 手洗いをすませて食卓に移動する。食事時の姿勢としては, 体を床面に対して 30°〜 45°程度まで起こすと嚥下が容易になる。

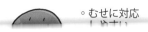

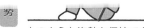

上のような姿勢を保持できるよう
↓
クッションや座椅子の利用などで
工夫して座らせる

8 - 833　食事の介助方法

介助者は, 障がいをもつ子どもと同じ目の高さで介助することが原則である。また, 食事時間に「いただきます」「ごちそうさま」の挨拶を行うことで, 時間のけじめや生活にメリハリがつく。

- 食前に適量の水分を飲ませ, 消化液の分泌を促す。
- 子どもの食べる速度に合わせて急がせずに与え, 誤嚥を防ぐとともに摂食機能や摂食行動の発達を促すよう介助する。
- 口に運ぶ食べものの 1 回量は障がいのない子どもより少なめにする。
- 同じ物ばかりを口にするのではなく, 提供された料理をまんべんなく口にできるように心がける。
- 食事の内容やお天気や今日あった楽しかったことなどを話題にし, 食事タイムを楽しめるようにする。
- 食事中の観察を怠らないようにする。体調の変化をとらえやすく, 異常の早期発見につながる。
- 食事摂取量と水分摂取量を記録しておくと体調を把握する指標となる。

9 － 901　朝食を欠食する子どもの割合の推移

小・中学生の朝食欠食率は一時期減少傾向が見られたものの，近年は横ばい傾向となっている。また，朝食欠食が始まった時期が「小学生頃から」という子どもが増加している。

| 年度 | 朝食を欠食していない | | | 朝食を欠食している | | |
	している	どちらかといえばしている	小計	あまりしていない	全くしていない	小計
2021	85.8	9.1	94.9	3.9	1.2	5.1
2019	86.7	8.6	95.3	3.6	1.0	4.6
2018	86.0	8.9	94.9	4.1	1.4	5.4
2017	86.9	8.4	95.3	3.7	0.9	4.6
2016	87.3	8.2	95.5	3.6	0.8	4.5
2015	87.6	8.1	95.7	3.5	0.9	4.4

資料：文部科学省「全国学力・学習状況調査」　　　　　　　　（％）

（農林水産省「我が国の食生活の現状と食育の推進について」2022〈令 4〉）

9 － 902　朝食を欠食する若い世代の割合の推移

朝食の欠食率は，1999 年以降男女とも増加しており，特に男女とも 20 歳代が最も多く，一人世帯に限った欠食率は，男性で約 7 割，女性で約 3 割となっている。

| 年度 | 朝食を欠食していない | | | 朝食を欠食している | | | わからない |
	ほとんど毎日食べる	週に 4 ～ 5 日食べる	小計	週に 2 ～ 3 日食べる	ほとんど食べない	小計	
2021	62.8	10.1	72.9	11.1	15.4	26.5	0.6
2020	68.3	10.2	78.5	6.1	15.4	21.5	0
2019	64.1	10.1	74.2	9.8	16.0	25.8	0
2018	66.0	7.1	73.1	9.0	17.9	26.9	0
2017	64.3	12.2	76.5	8.7	14.8	23.5	0
2016	65.7	11.7	77.4	10.3	12.3	22.6	0
2015	66.8	8.2	75.1	8.0	16.7	24.7	0.3

資料：農林水産省「食育に関する意識調査」　　　　　　　　（％）

（農林水産省「我が国の食生活の現状と食育の推進について」2022〈令 4〉）

9 － 903　朝食の共食状況と「イライラする」の関係

近年ますます家族と共に食卓を囲む機会が少なくなる傾向にあるが，朝共食の欠如が心身の健康にも負の影響を及ぼすという研究結果も出るなど，食習慣上の問題点が明らかになっている。

0　　　20　　　40　　　60　　　80　　　100 %

（日本スポーツ振興センター「児童生徒の食生活実態調査」2010〈平 22〉）

9 － 904　施設の分類と法令根拠

給食施設は，学校や児童福祉施設をはじめ，病院，介護老人保健施設，老人福祉施設，事業所，自衛隊，一般給食センター等々に分類されるが，それぞれに対して法令根拠を有する。

該当施設	法令根拠
助産施設，保育所，幼保連携型認定こども園，児童厚生施設，児童発達支援センター，児童家庭支援センター	児童福祉法第 7 条に規定する施設
乳児院，母子生活支援施設，児童養護施設，障害児入所施設，児童心理治療施設，児童自立支援施設	児童福祉法第 7 条に規定する施設
	社会福祉法第 2 条に規定する事業に係る施設で児童福祉に関するもの
認定こども園	就学前の子供に関する教育，保育等の総合的な提供の促進に関する法律第 2 条第 6 項に規定する認定こども園（幼稚園を除く）

9－905　児童福祉施設と給食内容

児童福祉施設は「入所型施設」と「通所型施設」に大別され，入所施設では1日3食，通所施設では概ね1食の食事を提供する。入所児童では状況に応じて治療食も提供する。

施設の形態	施設の種類	給食回数	給食内容
入所型	乳児院，母子生活支援施設，児童養護施設，障害児入所施設，児童自立支援施設	3食／日，間食	保健食（普通食）治療食
通所型	保育所，幼保連携型認定こども園，児童発達支援センター，児童家庭支援センター	1食／日，間食	保健食（普通食）

9－906　保育所給食の利点と課題

孤食などに見られるように子どもの食環境が希薄化しているなかで，保育所給食の利点を最大限に生かして子どもたちの食を営む力を培っていくことがますます重要となっている。

利　点

- クラス全員で同じ食事や間食を食べることにより，仲良くなる。親近感が育まれ，思いやりの心や協調性が養われる。
- 一緒に食べることでの，おいしさ，楽しさを感じる体験の積み重ねができる。
- あいさつなどの食事のマナー，行事食，伝統食，郷土料理などを知る機会が増える。
- 家庭では摂取しないものや，しくにくい食品や料理などに接する機会が増え，食の経験，食への興味関心が広がる。
- 食材を大量に購入するために，安価で良質な食材を使用することができる。
- 温かい食事を摂ることができる。
- 調理師・栄養士などの専門家による栄養管理された給食の中で，望ましい食習慣が身につく。
- 保護者及び地域への教育効果。
- 小学校給食へのスムーズな移行が可能。

課　題

- 献立が画一的になりやすい。
- 食物アレルギーなどの除去食による精神的影響（同じものが食べられない精神苦痛）
- 保護者の昼食への関心低下
- リスクマネジメント管理
- 外部搬入給食を行っている園と自園調理を行っている園の対応の均一化

9－907　保育所のデイリープログラム（例）

一日全体の栄養管理の観点から，入所後も家庭と毎日連携を取りながら日々の状況を把握し，保育所の食事を一日の生活の中でとらえることに十分に配慮して食事計画を立てる必要がある。

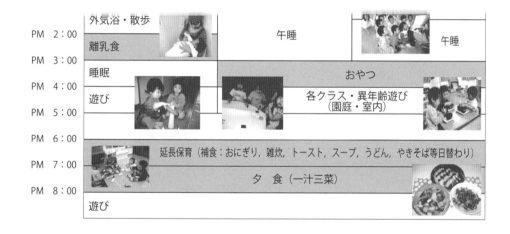

6月のこんだて

日	曜日	日	朝の おやつ	昼　食		おやつ	主な材料	補食
1	月	15 29	豆乳 フルーツ	(1) 鶏肉の オーブン焼き ごはんみそ汁 五目豆	(15.29) 卵スープ キーマーカレー （ミートソースご飯） 野菜サラダ	(1) 洋風すいとん 牛乳 (15.29) 牛乳果物 大豆の揚げ煮	鶏肉　大豆　卵　玉葱 ピーマン　人参　ごぼう 小松菜　ワカメ　しめじ	焼きうどん 清汁
2	火	16 30	豆乳 フルーツ	(2,16) ワカメうどん 胡瓜の酢の物 ししゃも磯辺揚げ フルーツ	(30) 五目そうめん 南瓜のそぼろ煮 フルーツ	(2.16) ウィンナー蒸 しパン　牛乳 (30) 人参寒天 牛乳	卵　ししゃも　春雨　人参 ほうれん草　干椎茸 胡瓜　その他野菜	鮭ごはん みそ汁
3	水	17	豆乳 フルーツ	ビビンバごはん トマトとじゃが芋のソテー きのこスープ		冷や芋 牛乳	豚ひき　ほうれん草 卵　もやし　いりごま しめじ　チンゲン菜	トースト 野菜スープ
4	木	18	豆乳 フルーツ	鶏と揚げたじゃが芋と野菜 揚げごぼうの甘酢和え みそ汁（大根とじゃこの和え物）		ポテトコロッケ 牛乳	人参　もやし　玉葱 干椎茸　いんげん　鶏肉 いりこ　しじみ　小松菜	焼きビーフン 清汁
5	金	19	豆乳 フルーツ	梅ごはん（ごはん） 焼き魚 ひじきの煮物　豚汁　フルーツ		おからクッキー （おから入りクッキー） 牛乳	梅干　ひじき　人参 豚肉　きのこ　ごぼう 小松菜　油揚げ　豆腐	ナポリタン 野菜スープ
6	土	20	牛乳 フルーツ	和風スープスパゲティー 鶏のから揚げ 野菜のピクルス　フルーツ		五平餅	鶏肉　卵　大根　胡瓜 えのきだけ　人参　椎茸 しめじ　ウィンナー　玉葱	ぞうすい
8	月	22	豆乳 フルーツ	そら豆入りエビ玉丼ぶり 梅味しゃきしゃきサラダ ワカメスープ		豆乳ホット ケーキ ヨーグルト	そら豆　卵　玉葱　人参 竹の子　干椎茸　葱 胡瓜　梅干　ワカメ	冷やしうどん
9	火	23	豆乳 フルーツ	青菜入り納豆ごはん 鶏肉と大根のさっぱり煮 胡瓜のソテー　みそ汁		ごま揚げ団子 （ぞうすい） 牛乳	小松菜　人参　納豆 鶏肉　大根　人参 桜えび　モヤシ　ワカメ	トースト 鶏シチュー
10	水	24	豆乳 フルーツ	フィッシュバーガー マッシュサラダ ミネストローネ　フルーツ		鮭おにぎり	カレイ　ベーコン　人参 じゃが芋　枝豆　玉葱 キャベツ　トマト　コーン	洋風ぞうすい
11	木	25	豆乳 フルーツ	ごはん　変わり冷やっこ 鍋しぎ　清汁　フルーツ		いとこ煮の 春巻き風 牛乳	木綿豆腐　鶏ひき　胡瓜 ワカメ　ザーサイ　なす ほうれん草　こんにゃく	スープスパゲ ティー
12	金	26	豆乳 フルーツ	五目そうめん 魚の竜田揚げ いんげん胡麻和え フルーツ	(26日) 誕生会	(12) ピザポテト 牛乳	玉葱　人参　干椎茸 卵　さわら　ごま　小松菜	五目ごはん みそ汁
13	土	27	牛乳 フルーツ	しらすごはん　肉じゃが ひじきサラダ　みそ汁		フレンチ トースト 牛乳	豚肉　じゃが芋　人参 玉葱　しらたき　なめこ ほうれん草　いんげん	すいとん

このコーナーは，毎月 保護者へのメッセージを 載せています。

2日（火）
やま組　梅ジュース作り

青梅　　1 kg
蜂蜜　　1～2 kg

1. 密閉容器を熱湯にくぐら せ殺菌する
2. 青梅に竹串で穴を開ける
3. 容器に梅を入れ，蜂蜜を 梅がかぶるまで入れる
4. ふたをして，冷暗所に置く 初めの1週間は上下ひっ くり返し混ぜると良い
5. 梅がしわしわになったら， 取り出して，水やお湯で 割って飲み始められます

※今月の朝のおやつ（フルーツ）
今月は，りんごかバナナ，メロン ジューシーフルーツの予定です

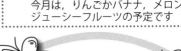

26日（金）　誕生会

昼食　　　　　　バナナ
　サラダ寿司　　マフィン
　肉団子の　　　梅ジュース
　　野菜のあん
　清汁
　フルーツ

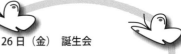

9 - 909　乳児院のデイリープログラム（例）

乳児院には 0 ～ 2 歳児が入所しており，提供される食事は乳汁，離乳，幼児食と形態が異なる。
個人差も見られる時期であるため，きめ細かい個人対応が求められる。

	３か月未満児は沐浴
11：30	昼食
13：00	午睡 水分補給（麦茶など） 授乳（その子に合わせて）
14：00	授乳（その子に合わせて）
15：00	おやつ 入浴 授乳（その子に合わせて）
17：00	夕食
18：00	授乳（その子に合わせて）
18：30	おやつ，オムツ交換 就寝
	※夜間目覚めた子よりオムツ 交換し　授乳

10：10	グループ別保育 散歩，戸外遊びなど
11：30	昼食
12：30	入浴，シャワーなど パジャマに着替え お昼寝
15：00	検温（１歳児） おやつ 入浴，オムツ交換
17：00	夕食 遊び
18：30	おやつ
19：30	オムツ交換
20：00	就寝

10 － 1001　第3次食育推進基本計画重点課題

食育基本法に基づき，国民一人一人が食育活動を実践するとともに，家庭や学校，地域における関係者が多様に連携・協働し，食育を推進することを目指している。

基本的な方針（重点事項）

〈重点事項〉
生涯を通じた心身の健康を支える食育の推進

〈横断的な重点事項〉
「新たな日常」やデジタル化に対応した食育の推進

国民の健康の視点	社会・環境・文化の視点
生涯を通じた心身の健康を支える食育の推進	持続可能な食を支える食育の推進

〈横断的な重点事項〉「新たな日常」やデジタル化に対応した食育の推進

・これらをSDGsの観点から相互に連携して総合的に推進

食育推進の目標

・栄養バランスに配慮した食生活の実践
・産地や生産者への意識
・学校給食での地場産物を活用した取組等の増加
・環境に配慮した農林水産物・食品の選択　等

推進する内容

1. 家庭における食育の推進：
　乳幼児期からの基本的な生活習慣の形成
　在宅時間等を活用した食育の推進
2. 学校，保育所等における食育の推進：
　栄養教諭の一層の配置促進
　学校給食や地場産物利用促進等への連携・協働
3. 地域における食育の推進：
　健康寿命の延伸につながる食育の推進
　地域における共食の推進
　日本型食生活の実践の推進
　貧困の状況にある子供に対する食育の推進
4. 食育推進運動の展開：食育活動表彰，全国食育推進ネットワークの活用，デジタル化への対応

施策の推進に必要な事項

①多様な関係者の連携・協働の強化，②地方公共団体による推進等

重点事項

重点事項
生涯を通じた心身の健康を支える食育の推進

1. 生産者と消費者との交流促進，環境と調和のとれた農林漁業の活性化等：
　・農林漁業体験や地産地消の推進
　・持続可能な食につながる環境に配慮した消費の推進
　・食品ロスの削減を目指した国民運動の展開

6. 食文化の継承のための活動への支援等：
　・中核世代等での食文化の情報発信など，郷土料理の歴史やゆかり，食文化の保護・継承の推進
　・学校給食等においても，郷土料理の歴史等について学ぶ取組を推進

7. 食品の安全性，栄養その他の食生活に関する調査，研究，情報の提供及び国際交流の推進：
　・食品の安全性や栄養等に関する情報提供・
　・食品の安全性等に係る食育の推進，食育を通じた国際交流
　・食品や栄養に関する情報提供

農林水産省「第4次食育推進基本計画の概要」2021

食育基本法

● 食は命の源。食育は生きる上での基本的なものであり，知育・徳育・体育の基礎となるべきものと位置付け。
● 「食」に関する知識と「食」を選択する力を習得し，健全な食生活を実践できる人間を育てる食育を推進。
● 食育推進会議（会長：農林水産大臣）にて食育推進基本計画を策定（平成18・23・28年）
● 地方公共団体には，国の計画を基本として都道府県・市町村の食育推進計画を作成する努力義務

〈食をめぐる現状・課題〉

・生活習慣病の予防
・高齢化，健康寿命の延伸
・成人男性の肥満，若い女性のやせ，高齢者の低栄養
・世帯構造や暮らしらの変化
・農林漁業者や農山漁村人口の高齢化，減少
・総合食料自給率（カロリーベース）38%（令和2年度）
・地球規模の気候変動の影響の顕在化
・食品ロス（推計）612万トン（平成29年度）
・地域の伝統的な食文化が失われていくことへの危惧
・新型コロナによる「新たな日常」への対応
・社会のデジタル化
・持続可能な開発目標（SDGs）へのコミットメント

116　　　　　　第10章　食育

10 - 1002 朝食習慣（子ども・保護者）

全国の 2 〜 6 歳の子どものを対象に 10 年ごとに実施されている厚生労働省の「乳幼児栄養調査」（平成 27 年）をみると，朝食を欠食する子どもは 6.4% であった。

厚生労働省「乳幼児栄養調査」2015〈平 27〉

10 - 1003 起床・就寝時刻別朝食を必ず食べる子どもの割合

起床時間と就寝時刻との関連をみると，朝食を必ず食べる子どもの割合は「午後 10 時台」で 9 割弱，「11 時台」では 7 割弱と，就寝時刻 10 時以降で欠食がみられる子どもの割合が高い。

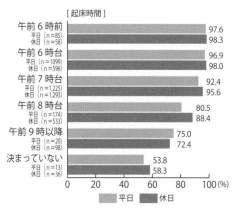
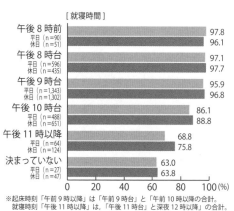

※起床時刻「午前 9 時以降」は「午前 9 時台」と「午前 10 時台」の合計。
　就寝時刻「午後 11 時以降」は，「午後 11 時台」と深夜 12 時以降」の合計。

厚生労働省「乳幼児栄養調査」2015〈平 27〉

10 － 1004　子どもの朝食食習慣と親（母）の朝食習慣

近年では，子育て世代の朝食の欠食も目立つ。親（母）の朝食習慣との関連でみると，欠食がみられる子どもの割合は，親が「ほとんど食べない」「週に 2,3 日」という場合に高くなっている。

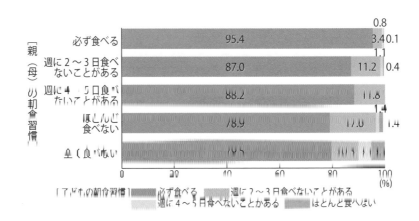

厚生労働省「乳幼児栄養調査」2015〈平 27〉

10 － 1005　授乳や食事について不安な時期

乳幼児の保護者が授乳や食事について最も不安感の高い時期は出産直後で，現在 6 か月〜 1 歳未満の場合には 39.7% にのぼる。離乳開始時期や手づかみ食べが始まる時期にも高くなっている。

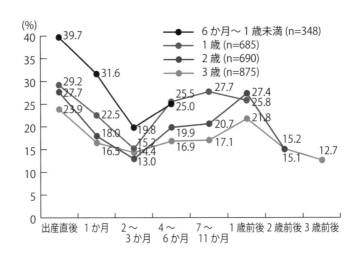

10 − 1006　食事の心配事と育児の自信の関係

子どもの食事に心配事があることと育児に自信が持てないこととの間に相関関係があり，食事に対する心配事がなくなると育児に自信が持てることにつながるということが明示されている。

（出典：堤ちはる，第 2 回「授乳・離乳の支援ガイド」改定に関する研究会資料，2018 年）

10 − 1007　ゆっくり子どもと過ごせる時間がある母親の割合

親の生活に目を向けると，育児や仕事に追われる慌ただしい毎日が見てとれる。ゆっくり子どもと過ごせる時間がある母親の割合は，1990 年と比較して 2000 年には減少したが 2010 年は回復した。

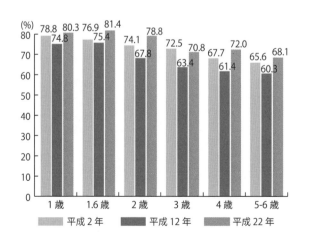

10 － 1008　発育・発達過程に応じて育てたい〝食べる力〟

食育を推進していくうえで，乳幼児期から学童期の発育・発達過程に応じて，子どもがどのような〝食べる力〟を育んでいくのか，子どもの「食べる力」への理解が必要である。

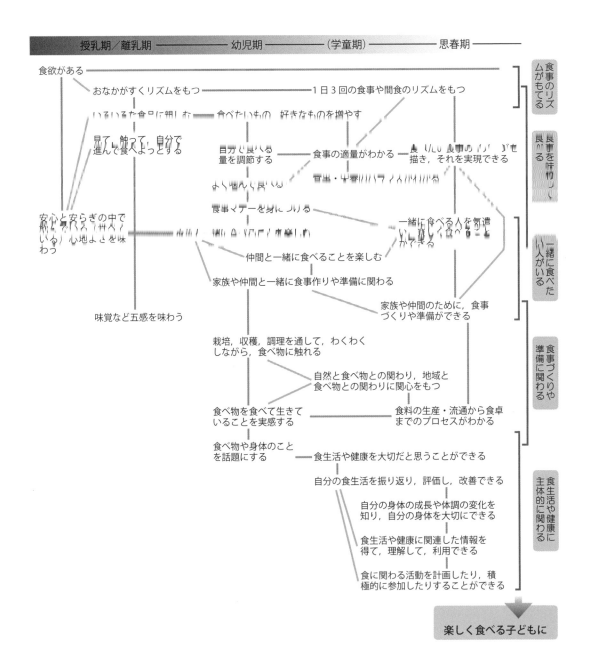

10 － 1009 子どもの健やかな発育・発達をめざした食事・食生活支援

児童福祉施設においては，一人一人の子どもの発育・発達への対応を行いながら，食事の提供と食育を一体的な取り組みとして栄養管理を行っていくことが重要である。

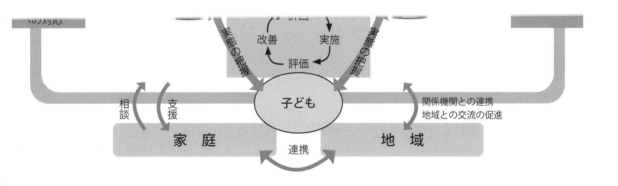

厚生労働省「児童福祉施設における食事の提供ガイド」2010

10 - 1010　食育の推進

一つ一つの "食べる力" は，他の "食べる力" と関連しながら育まれていくものであり，これらの
さまざまな "食べる力" が重なり合って「食を営む力」が形成されていく。

---

(1)　保育所の特性を生かした食育
　ア　保育所における食育は，健康な生活の基本としての「食を営む力」の育成に向け，その基礎
　　を培うことを目標とすること。
　イ　子どもが生活と遊びの中で，意欲をもって食に関わる体験を積み重ね，食べることを楽しみ，
　　食事を楽しみ合う子どもに成長していくことを期待するものであること。
　ウ　乳幼児期にふさわしい食生活が展開され，適切な援助が行われるよう，食事の提供を含む食
　　育計画を全体的な計画に基づいて作成し，その評価及び改善に努めること。栄養士が配置されて
　　いる場合は，専門性を生かした対応を図ること。
(2)　食育の環境の整備等
　ア　子どもが自らの感覚や体験を通して，自然の恵みとしての食材や食の循環・環境への意識，
　　調理する人への感謝の気持ちが育つように，子どもと調理員等との関わりや，調理室など食に
　　関わる保育環境に配慮すること。
　イ　保護者や地域の多様な関係者との連携及び協働の下で，食に関する取組が進められること。
　　また，市町村の支援の下に，地域の関係機関等との日常的な連携を図り，必要な協力が得られ
　　るよう努めること。
　ウ　体調不良，食物アレルギー，障害のある子どもなど，一人一人の子どもの心身の状態等に応じ，
　　嘱託医，かかりつけ医等の指示や協力の下に適切に対応すること。栄養士が配置されている場
　　合は，専門性を生かした対応を図ること。

「保育所保育指針」第3章2抜粋

---

10 - 1011　「楽しく食べる子どもに－保育所における食育に関する指針－」の基本構造

食育基本法の公布に先駆けて，2004（平成16）年3月に厚生労働省雇用均等児童家庭局から「楽
しく食べる子どもに－保育所における食育に関する指針－」が通知された。

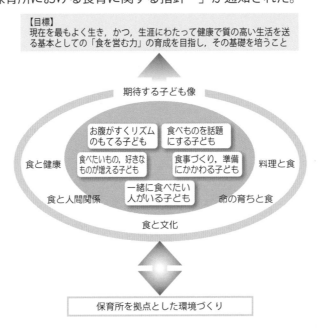

10 − 1012　保育における食育は保育を捉え直す一つの視点

食育は，「食と健康」「食と人間関係」「食と文化」「命の育ちと食」「料理と食」の 5 項目が個別の
活動として展開するのではなく，保育との一体性を重視して総合的に展開していくべきである。

保　育

| 保育所における食育
に関する指針 (平 16) | | 保育所保育指針
(平 30) |

（厚生労働省「楽しく食べる子どもに−保育所における食事に関する指針−」 2004〈平 16〉）

考えよう！　食を通じた乳幼児の健全育成を
支えよう！　保育所，そして家庭，地域とともに

保育所

遊ぶことを通して

楽しく，そして思い切り遊ぶことで，子どもはお腹がすきます。まさに，健康でいきいきと生活するためには遊びが不可欠です。さまざまな遊びが，周り話題を広げる機会になるでしょう。

食文化との出会いを通して

人々が育ち，継承してきた地域独特の食文化や食の伝承は食生活に必要な基本的習慣・態度を身につけていきます。口分たちなりに心地よい食生活の仕方をつくりだす姿を大切にしましょう。

人とのかかわり

誰かと一緒に，同じ物を，同じ気持ちで食べる人とが，人とのかかわりを広げ，愛情や信頼感を育みます。また，親しい人を増やすことが，食生活の充実につなげることも気づかせていきましょう。

おいしく，楽しく食べることは「生きる力」の基礎を培います。食をめぐる様々な事柄への興味・関心を引き出すことを大切にしましょう。

料理づくりへのかかわり

調理を見たり，触れたりすることは食欲を育むとともに，自立した食生活を送るためにも不可欠です。「食を営む力」の基礎を培うためにも，自分で料理を作り，準備する体験を大切にしていきましょう。

自然とのかかわり

身近な動植物との触れあいを通して，いのちに出会う子どもたち。自分たちで飼育・栽培し，時にそれを食することで，自然の恵み，いのちの大切さを気づかせていきましょう。

- 子どもの生活，食事の状況を共有し，家庭での食への関心を高め，協力しあって「食を営む力」の基礎を培いましょう。
- 食に関する相談など，保護者への支援を行いましょう。

食に関わる産業や，地域の人々との会食，行事食・郷土食などとの触れ合いを通して，地域の人々との交流を深めましょう。

保健所や保健センターなどと連携し，離乳食をはじめとする食に関する相談・講習会など，未就園の地域の子育て家庭への支援を行いましょう。

家　庭　⟷　**地　域**

厚生労働省『楽しく食べる子どもに―食からはじまる健やかガイド』2004

保育所

味わう
- 気持ちよく食事をする
　マナーを身につける

食べる
- 慣れない食べ物や嫌い
　な食べ物にも挑戦する
- 自分の健康に関心を持
　ち，必要な食品をとろ
　うとする
- 健康と食物の関係につ
　いて関心をもつ

- 身近な大人と食事の話題を共
　有する

料理づくりへのかかわり
- 料理を作る人に関心を持つ
- 食事を催促したり，要望を伝える
- 食事の準備や後片付けに参加する
- 自分で料理を選んだり，盛り
　つけたりする
- 見て，嗅いで，音を聞いて，触っ
　て，味見して，料理をつくる

自然とのかかわり
- 身近な動植物と触れあう
- 自分たちで飼育する
- 野菜などの栽培や収穫をする
- 子どもが栽培・収穫した食材，
　旬のものや季節感のある食材
　や料理を食べる

- 家庭とを結ぶ連絡帳
- 「食事だより」などによる保
　育所の食事に関する情報提供，
　給食の実物の展示
- 保護者参観での試食会や親子
　クッキング
- 子どもの食に関する相談・講座

- 地域での農業や食品の製造業従　事
　者によるお話や，実演
- 地域の人々との行事食・郷土食　な
　どでの触れ合い

未就園の地域の子育て家庭への
支援を目的とした離乳食などの
食に関する相談・講座

| 家 庭 | ↔ | 地 域 |

厚生労働省『楽しく食べる子どもに—食からはじまる健やかガイド』2004

10 - 1015　食育の視点を含めた保育者の保育活動の位置づけ

保育所における食育計画は，保育の一環として，保育の基本となる「全体的な計画」と，それに基づいて保育を展開するために具体的な計画として立案される「指導計画」にしっかり位置づける。

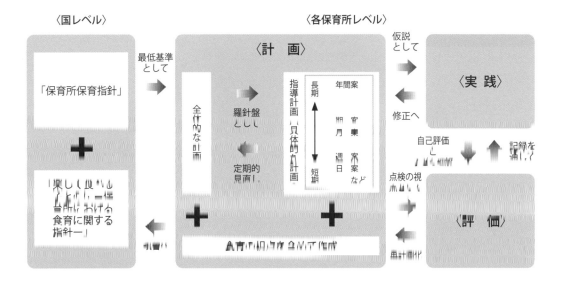

10 - 1016　食育の評価の Point

食育計画の評価は，計画には位置づけられていなかった点や実践の過程で変更した点にも目を向け，計画－実践－評価そして再計画という保育活動の循環的なプロセスの一環に中で行っていく。

❶　評価の方法は，量的評価と質的評価がある。
❷　評価の対象は，子どもの育ちをとらえる評価と，保育者の保育をとらえる評価の両面がある。
❸　日常的な評価の視点は，「指導計画」に位置づく食育の計画の「ねらい」を用いる。
❹　長期的な子どもの評価は，「全体的な計画」に位置づく食育の計画，及び国の指針に示された各年齢別の心情・意欲・態度の３側面の「ねらい」を活用する。
❺　計画の評価・改善にあたっては，記録を通した実践の丁寧な把握が必要となる。

10 − 1017　保育所における食育の計画づくりの状況

食育は保育をとらえ直す一つの視点である。食育の計画・実践を評価し，保護者や地域に食育の取り組みを伝え理解や協力を求めることによって，より発展的な計画となる。

あまりあくはまらない　　全くあてはまらない
＊新保育所保育指針では保育課程に変更　　回答保育所数　21,997 施設

10 − 1018　食育の環と3つの重点事項

「第4次食育推進基本計画」（2021〜2025年）では，家庭，保育所・幼稚園等，学校，地域が連携し，SDGs の考え方をふまえ食育を総合的かつ計画的に推進していくことが期待されている。

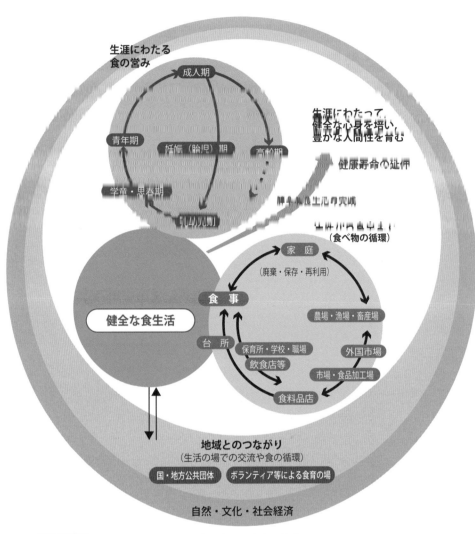

重点事項 1　生涯を通じた心身の健康を支える食育の推進
重点事項 2　持続可能な食を支える食育の推進
重点事項 3　「新たな日常」やデジタル化に対応した食育の推進

10 - 1019　食育の養護的・教育的側面

保育所における食育においては，保育の一環として，養護的側面と教育的側面が切り離せないものであることをふまえ，子どもの心と身体の土台作りに取り組んでいくことが求められる。

養　護		

言　葉	・身近な動植物に親しみをもって接し，生命の尊さに気付き，いたわったり，大切にしたりする。
	・したり，見たり，聞いたり，感じたり，考えたりなどしたことを自分なりに言葉で表現する。
表　現	・生活の中で様々な音，形，色，手触り，動きなどに気付いたり，感じたりするなどして楽しむ。

「保育所保育指針」第1章抜粋

10 - 1020　保育所における子育て支援に関する基本的事項

保育所における子育て支援の機能，特性をふまえて，子どもの育ちを家庭と連携しながら支援していくことが望まれる。

(1)　保育所の特性を生かした子育て支援
　ア　保護者に対する子育て支援を行う際には，各地域や家庭の実態等を踏まえるとともに，保護者の気持ちを受け止め，相互の信頼関係を基本に，保護者の自己決定を尊重すること。
　イ　保育及び子育てに関する知識や技術など，保育士等の専門性や，子どもが常に存在する環境など，保育所の特性を生かし，保護者が子どもの成長に気付き子育ての喜びを感じられるように努めること。
(2)　子育て支援に関して留意すべき事項
　ア　保護者に対する子育て支援における地域の関係機関等との連携及び協働を図り，保育所全体の体制構築に努めること。
　イ　子どもの利益に反しない限りにおいて，保護者や子どものプライバシーを保護し，知り得た事柄の秘密を保持すること。

「保育所保育指針」第4章ー1抜粋

10 - 1021 　保育所を利用している保護者に対する子育て支援

保護者一人ひとりのライフスタイルや気持ちに傾聴，受容，共感し，選択肢を提示する中で，保護者一人ひとりが自己決定し，養育力を向上していくことができるような支援姿勢が重要である。

> (1)　保護者との相互理解
> 　　ア　日常の保育に関連した様々な機会を活用し子どもの日々の様子の伝達や収集，保育所保育の意図の説明などを通じて，保護者との相互理解を図るよう努めること。
> 　　イ　保育の活動に対する保護者の積極的な参加は，保護者の子育てを自ら実践する力の向上に寄与することから，これを促すこと。

「保育所保育指針」第4章2抜粋

10 - 1022 　地域の保護者等に対する子育て支援

保育所・幼稚園での地域の子育ての拠点としての機能が求められている中で，食を通した支援を企図しながら，保育所等における「食」に関する資源を有効に活用していくことが重要である。

> ⑴地域に開かれた子育て支援
> 　　ア　保育所は，児童福祉法第48条の4の規定に基づき，その行う保育に支障がない限りにおいて，地域の実情や当該保育所の体制等を踏まえ，地域の保護者等に対して，保育所保育の専門性を生かした子育て支援を積極的に行うよう努めること。
> 　　イ　地域の子どもに対する一時預かり事業などの活動を行う際には，一人一人の子どもの心身の状態などを考慮するとともに，日常の保育との関連に配慮するなど，柔軟に活動を展開できるようにすること。
> ⑵地域の関係機関等との連携
> 　　ア　市町村の支援を得て，地域の関係機関等との積極的な連携及び協働を図るとともに，子育て支援に関する地域の人材と積極的に連携を図るよう努めること。
> 　　イ　地域の要保護児童への対応など，地域の子どもを巡る諸課題に対し，要保護児童対策地域協議会など関係機関等と連携及び協力して取り組むよう努めること。

「新保育所保育指針」第4章3抜粋

母子手帳などに示されている成長曲線は混合栄養の乳児も同じとしているが，本来は母乳栄養児の成長曲線が基本となるべきであり，安易に育児用ミルクを足すべきではない。

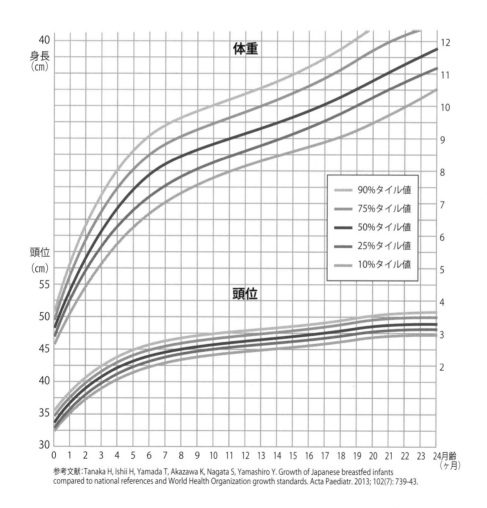

参考文献：Tanaka H, Ishii H, Yamada T, Akazawa K, Nagata S, Yamashiro Y. Growth of Japanese breastfed infants compared to national references and World Health Organization growth standards. Acta Paediatr. 2013; 102(7): 739-43.

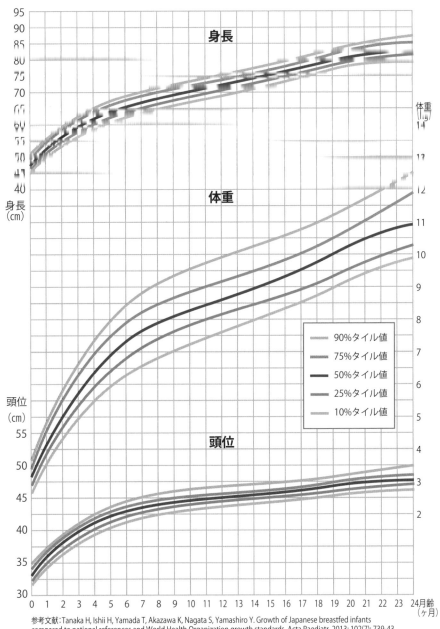

横断的標準身長・体重・頭位曲線　女子（0〜24ヶ月）

参考文献：Tanaka H, Ishii H, Yamada T, Akazawa K, Nagata S, Yamashiro Y. Growth of Japanese breastfed infants compared to national references and World Health Organization growth standards. Acta Paediatr. 2013; 102(7): 739-43.

参－002　幼児の身長体重曲線

(お子さんの体重と身長が交差する点をグラフに記入しましょう。)

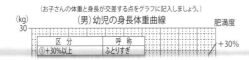

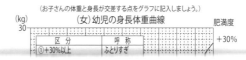

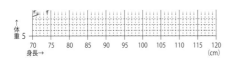

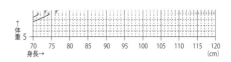

食事を楽しみましょう

- 毎日の食事で，健康寿命をのばしましょう。
- おいしい食事を，味わいながらゆっくりよく噛んで食べましょう。
- 家族の団らんや人との交流を大切に，また，食事づくりに参加しましょう。

１日の食事のリズムから，健やかな生活リズムを

- 朝食で，いきいきした１日を始めましょう。
- 夜食や間食はとりすぎないようにしましょう。
- 飲酒はほどほどにしましょう。

適度な運動とバランスのよい食事で，適正体重の維持を

- 普段から体重を量り，食事量に気をつけましょう。
- 普段から意識して身体を動かすようにしましょう。
- 無理な減量はやめましょう。
- 特に若年女性のやせ，高齢者の低栄養にも気をつけましょう

主食，主菜，副菜を基本に，食事のバランスを

- 多様な食品を組み合わせましょう。
- 調理方法が偏らないようにしましょう。
- 手作りと外食や加工食品・調理食品を上手に組み合わせましょう

ごはんなどの穀類をしっかりと

- 穀類を毎食とって，糖質からのエネルギー摂取を適正に保ちましょう。
- 日本の気候・風土に適している米などの穀類を利用しましょう。

野菜・果物，牛乳・乳製品，豆類，魚なども組み合わせて

- たっぷり野菜と毎日の果物で，ビタミン，ミネラル，食物繊維をとりましょう。
- 牛乳・乳製品，緑黄色野菜，豆類，小魚などで，カルシウムを十分にとりましょう。

食塩は控えめに，脂肪は質と量を考えて

- 食塩の多い食品や料理を控えめにしましょう。食塩摂取量の目標値は，男性で１日８ｇ未満，女性で７ｇ未満とされています。
- 動物，植物，魚由来の脂肪をバランスよくとりましょう。
- 栄養成分表示を見て，食品や外食を選ぶ習慣を身につけましょう。

日本の食文化や地域の産物を活かし，郷土の味の継承を

- 「和食」をはじめとした日本の食文化を大切にして，日々の食生活に活かしましょう。
- 地域の産物や旬の素材を使うとともに，行事食を取り入れながら，自然の恵みや四季の変化を楽しみましょう
- 食材に関する知識や料理技術を身につけましょう。
- 地域や家庭で受け継がれてきた料理や作法を伝えていきましょう

食料資源を大切に，無駄や廃棄の少ない食生活を

- まだ食べられるのに廃棄されている食品ロスを減らしましょう。
- 調理や保存を上手にして，食べ残しのない適量を心がけましょう。
- 賞味期限や消費期限を考えて利用しましょう。

「食」に関する理解を深め，食生活を見直してみましょう

- 子供のころから，食生活を大切にしましょう。
- 家庭や学校，地域で，食品の安全性を含めた「食」に関する知識や理解を深め，望ましい習慣を身につけましょう。
- 家族や仲間と，食生活を考えたり，話し合ったりしてみましょう。
- 自分たちの健康目標をつくり，よりよい食生活を目指しましょう。

参－004　成長期の食生活指針

❶　1日3食規則的，バランスのとれた良い食事
❷　飲もう，食べよう，牛乳・乳製品

●　外と遊ラッ？　適度な運動，健康づくり

参－005　妊娠前からはじめる妊産婦のための食生活指針

❶　妊娠前から，バランスのよい食事をしっかりとりましょう
❷　「主食」を中心に，エネルギーをしっかりと
❸　不足しがちなビタミン・ミネラルを，「副菜」でたっぷりと
❹　「主菜」を組み合わせてたんぱく質を十分に
❺　乳製品，緑黄色野菜，豆類，小魚などでカルシウムを十分に
❻　妊娠中の体重増加は，お母さんと赤ちゃんにとって望ましい量に
❼　母乳育児も，バランスのよい食生活のなかで
❽　無理なくからだを動かしましょう
❾　たばことお酒の害から赤ちゃんを守りましょう
❿　お母さんと赤ちゃんのからだと心のゆとりは，周囲のあたたかいサポートから

参－006　高齢者のための食生活指針

❶　低栄養に気をつけよう－体重低下は黄信号
❷　調理の工夫で多様な食生活を－なんでも食べよう，だが食べ過ぎに気をつけて
❸　副食から食べよう－年をとったらおかずが大切
❹　食生活リズムに乗せよう－食事はゆっくり欠かさずに
❺　よく体を動かそう－空腹感は最高の味付け
❻　食生活の知恵を身につけよう－食生活の知恵は若さと健康づくりの羅針盤
❼　おいしく，楽しく，食事をとろう－豊かな心が育む健やかな高齢期

参－007　低栄養を予防し老化をおくらせるための食生活指針

❶　３食のバランスをよくとり，欠食は絶対避ける
❷　動物性たんぱく質を十分に摂取する
❸　肉と魚の摂取は　１：１　程度の割合にする
❹　肉は，様々な種類を摂取し，偏らないようにする
❺　油脂類の摂取が不足しないように注意する
❻　牛乳は，毎日２００ｍｌ以上飲むようにする
❼　野菜は，緑黄色野菜や根菜など豊富な種類を毎日食べる
　　火をとおして摂取量を確保する工夫をする
❽　食欲がない時はおかずを先に食べ，ご飯は残す
❾　食材の調理法や保存法を習熟する
❿　酢，香辛料，香り野菜を十分に取り入れる
⓫　味見をしてから調味料を使う
⓬　和風，中華，洋風と様々な料理を取り入れる
⓭　会食の機会を豊富につくる
⓮　かむ力を維持するために義歯は定期的に点検を受ける
⓯　健康情報を積極的にとりいれる

参 – 008　緑黄色野菜

従来, 栄養指導において野菜の取扱いについては「緑黄色野菜」の分類を設けてきた。これは,「四訂成分表」におけるカロテン 600μg／100g 以上含有する「有色野菜」の分類に準じ, "原則として可食部 100g 当たりカロテン含量が 600μg以上のもの", あわせてトマト, ピーマンなど一部の

いんげんまめ（さやいんげん）

エンダイブ

（えんどう類）

　トウミョウ

　さやえんどう

おおさかしろな

おかひじき

オクラ

か▶こ

かぶ（葉）

（かぼちゃ類）

　日本かぼちゃ

　西洋かぼちゃ

からしな

ぎょうじゃにんにく

きょうな

キンサイ

クレソン

ケール

こごみ

こまつな

さ▶そ

さんとうさい

すぐきな

せり

た▶と

タアサイ

（だいこん類）

　かいわれだいこん

葉だいこん

　だいこん（葉）

（たいさい類）

　つまみな

　たいさい

たかな

たらのめ

チンゲンサイ

つくし

つるな

つるむらさき

とうがらし（葉・実）

（トマト類）

　トマト

　ミニトマト

とんぶり

和種なばな

洋種なばな

（にら類）

　にら

　花にら

（にんじん類）

　葉にんじん

　にんじん

　きんとき

　ミニキャロット

　茎にんにく

（ねぎ類）

　葉ねぎ

　こねぎ

のざわな

のびる

は▶ほ

パクチョイ

バジル

パセリ

（ピーマン類）

　青ピーマン

　赤ピーマン

ブロッコリー

ほうれんそう

ま▶も

みずかけな

（みつば類）

　切りみつば

　根みつば

　糸みつば

めキャベツ

めたで

モロヘイヤ

や▶よ

ようさい

よめな

よもぎ

ら▶ろ・わ

リーキ

（レタス類）

　サラダな

　リーフレタス

　サニーレタス

ロケットサラダ

わけぎ

分類	主な適応症	記　号	会社名	品　　名
糖質代謝異常	• ガラクトース血症Ⅰ型，Ⅱ型	110	明治	ガラクトース除去フォーミュラ（可溶性多糖類・ブドウ糖含有）
	• 肝型糖原病	GSD-D	明治	乳糖・果糖除去低脂肪フォーミュラ（乳たんぱく質・昼用）
		GSD-N	明治	乳糖・果糖除去低脂肪フォーミュラ（乳たんぱく質・夜用）
		8007	明治	乳糖・果糖除去低脂肪フォーミュラ（大豆たんぱく質・昼用）
		8009	明治	乳糖・果糖除去低脂肪フォーミュラ（大豆たんぱく質・夜用）
蛋白質・アミノ酸代謝異常	• フェニルケトン尿症	A-1	雪印メグミルク	フェニルアラニン無添加総合アミノ酸粉末
		MP-11	森永乳業	低フェニルアラニンペプチド粉末
	• ホモシスチン尿症 • 高メチオニン血症	S-26	雪印メグミルク	メチオニン除去粉乳
	• チロジン血症	S-1	雪印メグミルク	フェニルアラニン・チロシン除去粉乳
	• 高アンモニア血症 • シトルリン血症	S-23	雪印メグミルク	蛋白除去粉乳
	• アルギニノコハク酸尿症 • 高オルニチン血症	7925-A	明治	低たんぱく質・アルギニン強化フォーミュラ
有機酸代謝異常	• プロピオン酸血症 • メチルマロン酸血症	S-22	雪印メグミルク	イソロイシン・バリン・メチオニン・スレオニン・グリシン除去粉乳
	• グルタル酸血症１型	S-30	雪印メグミルク	リジン・トリプトファン除去粉乳
	• イソ吉草酸血症 • メチルクロトニルグリシン症 • メープルシロップ尿症	8003	明治	ロイシン除去フォーミュラ
電解質代謝異常	• 特発性高カルシウム血症	206	明治	ビタミンD無添加・低カルシウムフォーミュラ
	• 副甲状腺機能低下症 • 偽性副甲状腺機能低下症	8110	明治	低カリウム・低リンフォーミュラ
		MM-5	森永乳業	低リン乳
	• 副腎皮質機能不全	507-A	明治	低カリウム・高ナトリウムフォーミュラ
その他①	• シトリン欠損症 • カルニチンパルミトイルトランスフェラーゼ欠損症	721	明治	必須脂肪酸強化MCTフォーミュラ
その他②	• 嚢胞性繊維症 • シトリン欠損症	ML-3	森永乳業	蛋白質加水分解MCT乳
その他③	• グルコーストランスポーター１欠損症 • ピルビン酸脱水素酸素複合体異常症	817-B	明治	ケトンフォーミュラ
	計			21品目

上記特殊ミルクは，国の助成とミルク製造会社の負担により無償で供給されます。　　　　　　　　2018年11月現在

参 − 010　食育基本法

参 − 011　保育所保育指針

〈監　修〉

上田　玲子（うえだ　れいこ）

『人生で一番大事な最初の1000日の食事』ダイヤモンド社
『最新版離乳食大全科』主婦の友社
『はじめてママ＆パパの離乳食』主婦の友社
『子どもの食生活』ななみ書房
『はじめての離乳食事典』朝日新聞出版
　　など多数。

ハイフレックス型授業のための　子どもの食と栄養　〈資料集〉

2024 年　5 月　1 日　第 1 版第 1 刷発行

● 編　集　　　ななみ書房編集部
● 監　修　　　上田玲子
● 発行者　　　長渡　晃
● 発行所　　　有限会社　ななみ書房
　　　　　　　〒 252-0317　神奈川県相模原市南区御園 1-18-57
　　　　　　　TEL　042-740-0773
　　　　　　　http://773books.jp
● デザイン　　内海　亨
● 印刷・製本　協友株式会社

©2024　NANAMI SHOBO Ltd.
ISBN978-4-910973-13-5
Printed in Japan